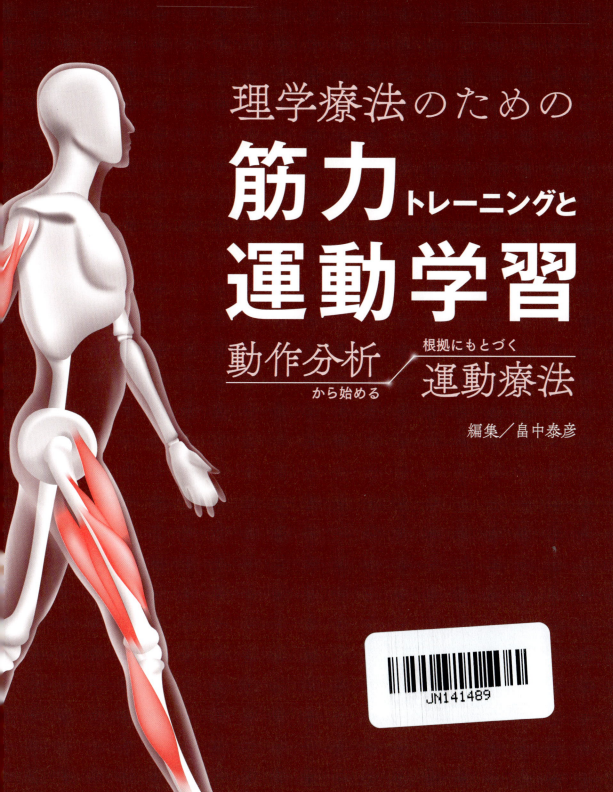

理学療法のための
筋力トレーニングと運動学習

動作分析から始める／根拠にもとづく運動療法

編集／畠中泰彦

羊土社 YODOSHA

謹告

 本書に記載されている診断法・治療法に関しては，発行時点における最新の情報に基づき，正確を期するよう，著者ならびに出版社はそれぞれ最善の努力を払っております．しかし，医学，医療の進歩により，記載された内容が正確かつ完全ではなくなる場合もございます．

 したがって，実際の診断法・治療法で，熟知していない，あるいは汎用されていない新薬をはじめとする医薬品の使用，検査の実施および判読にあたっては，まず医薬品添付文書や機器および試薬の説明書で確認され，また診療技術に関しては十分考慮されたうえで，常に細心の注意を払われるようお願いいたします．

 本書記載の診断法・治療法・医薬品・検査法・疾患への適応などが，その後の医学研究ならびに医療の進歩により本書発行後に変更された場合，その診断法・治療法・医薬品・検査法・疾患への適応などによる不測の事故に対して，著者ならびに出版社はその責を負いかねますのでご了承ください．

序

　Therapeutic exerciseは運動療法と訳されている．理学療法士の仕事の中心は運動療法だが，exerciseの意味は「手足を動かす，練習する，（兵を）訓練する」である．果たして実際の運動療法にはより広い範囲があるのではないかと考えられる．一方，筋力トレーニングが多くの運動障害に有効であることも知られている．健常者の筋力トレーニングにおいて，多くのエビデンスが得られている．しかし，障害者，高齢者の筋力トレーニングにおいてはエビデンスが少なく，あらゆるリスクをまず考慮する必要がある．例えば骨関節疾患患者では，身体耐用能が低下していることが多い．また脳卒中患者のなかにも変形性関節症，脊椎疾患の有病者が多く注意が必要である．結局，臨床では最もローリスク・ハイリターンな方法を模索している．そこで初学者にとって最善の方法を模索するなかで頼りになるのが，医学的根拠である．『基礎と臨床』，『EBM』はよく耳にする言葉だが，基礎医学を臨床に応用できているか？ EBMの実践率はどうなのか？ 一説によると日常診療では10～20％といわれている．学生や初心者の立場からは，どこで基礎と臨床が結びついているのかわかりにくいと思う．一方，教員の立場からは，なぜ学生達が臨床実習で基本に忠実な治療を考えないのか不思議に思う．この「基本に忠実な治療を考えること」の大切さを私は日常の講義で学生たちに伝えており，本書でもその大切さを強調したい．

　本書のタイトルの「理学療法のための筋力トレーニングと運動学習～動作分析から始める根拠にもとづく運動療法」もはじめて耳にする方には違和感があるかもしれない．しかし，整形外科疾患や脳卒中の非麻痺側には筋力トレーニングが適応で，中枢神経疾患にはファシリテーションテクニックを適応してきた従来の治療コンセプトこそ，短絡的で，基礎医学を軽視しているように感じる．「麻痺なのか？ 筋力低下なのか？ はたまた随意性の低下なのか？」，医学用語辞典に載っていない当事者しかわからない用語に多くの学生や初心者たちが混乱させられた挙句，明確な根拠がないことに失望させられてきた．「なぜ動作が困難なのか？」は筋力テストやカルテの診断名のみではわからず，正しい分析が必要である．本書の企画を立ち上げるにあたり，羊土社によるニーズ調査で「理学療法士向けのよい筋トレの入門書がない」と知らされ，意見交換したのが契機だが，「筋トレのハウツー以前に，筋トレが本当に適応かどうか評価できるようにする能力が必要ではないか」と意見したことを記憶している．

　巷でときどき耳にする「よいモノはよい」，「○年やってみないと理解できるようにならない」は怪しい言葉で，教えてもらっている側からすると煙に巻かれた印象が残る．逆に「特別なことはやってない」と語る臨床家の実践内容にこそ真理が隠されている．医学的基礎を大切にするからこそ，着実な進歩がある．理学療法は文字通り人間が自らの手で行うもので，魔法ではない．ポケットから鳩を出すような手品でもない．手品ですら種も仕掛けもある．本書では，その種と仕掛けを科学的かつわかりやすく解説していきたい．

2018年9月

畠中泰彦

理学療法のための
筋力トレーニングと運動学習
動作分析から始める根拠にもとづく運動療法

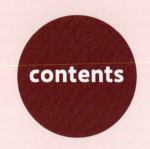
contents

序 .... 畠中泰彦
動画のご案内 8

第1章 動作分析から主要問題点を導き出す　畠中泰彦

❶ 主要問題点を判定するのは治療者だが，それは患者の希望や欲求に
　 大きく影響を受ける 12

❷ 観察からわかること 13

❸ 観察から分析へ．介入から再分析へ 14

❹ 主要問題点に影響をおよぼす筋 14
　①姿勢保持とバランス／②寝返り／③起き上がり／④椅座位からの立ち上がり／
　⑤歩行／⑥段差，階段昇降

❺ 運動機能障害の量的側面と質的側面 27

❻ 運動療法の効果（即時効果，短期効果，長期効果）と治療計画 28
　①即時効果／②短期効果／③長期効果／④3カ月以降の治療計画

第2章 筋力トレーニングに活用すべき生理学，
　　　運動学の知識，臨床での実践方法　畠中泰彦

❶ 筋力増強のメカニズム 30
　①筋収縮の力学的特性／②トレーニングの原理／③トレーニングの一般原則

CONTENTS

② トレーニングのプログラムにおいて決定すべき項目 ... 40
①強度（intensity）／②反復回数（repetition）／③休息時間（interval）／④頻度（frequency）

③ 動作特異性と筋収縮の形態 ... 42
①等張性収縮（isotonic contraction）／②等尺性収縮（isometric contraction）／③等速性収縮（isokinetic contraction）

④ 筋持久力増強のメカニズム ... 44
①筋内部のエネルギー源／②筋への酸素運搬能力／③筋の酸素摂取能力／④神経系の機能

⑤ 筋パワー増強のメカニズム ... 46

⑥ 筋力トレーニングの方法および特性 ... 47
①筋力トレーニングの方法／②トレーニング方法の特性／③筋力のトレーニング効果

⑦ 栄養，休養 ... 80
①栄養／②休養

⑧ ウォームアップとクールダウン ... 81
①ウォームアップ／②クールダウン

⑨ 部位別筋力トレーニングの方法 ... 81
①コアトレーニング／②深層筋と表層筋のトレーニング

第3章　運動学習に活用すべき神経生理学，運動学の知識，臨床での実践方法
齋藤恒一，伊藤和寛，前川遼太

① 運動学習とは ... 84
①運動技術と運動スキル（技能）の定義／②パフォーマンスとは／③運動学習の定義／④潜在学習と顕在学習

② 運動学習に活用すべき神経機構の知識 ... 87
①運動の出現における階層性／②運動制御理論における並列性処理システム／③中枢神経系における階層的・並列的な機能構造／④刺激入力から認知における感覚システム／⑤運動目的生成とプログラミング過程／⑥運動の記憶／⑦運動学習に伴う神経可塑性／⑧シナプス可塑性（synaptic plasticity）／⑨Hebbの法則／⑩大脳皮質における可塑性

3 運動学習効果の評価方法 ……………………………………………………… 103
　①トランスファーデザイン／②神経機能の計測／③パフォーマンスの計測

4 運動学習効果を高める方法 …………………………………………………… 105
　①モチベーション（動機づけ）／②リハビリテーションにおける教示と口頭指示／
　③運動イメージ／④フィードバック／⑤転移／⑥注意と記憶／⑦練習条件／
　⑧ロボットによる歩行練習支援

5 課題の難易度設定 …………………………………………………………… 138
　①具体的な学習目標を設定するためには／②Challenge Point Frameworkとは／
　③課題難易度の調整方法

第4章　ケーススタディ

1. 脊柱管狭窄症
齋藤恒一

1 症例提示 ……………………………………………………………………… 145

2 歩行分析 ……………………………………………………………………… 146
　①時間距離因子／②下肢の関節角度／③下肢の関節モーメント

3 異常メカニズムの考察 ……………………………………………………… 148

4 治療のポイント ……………………………………………………………… 149

2. 変形性膝関節症
畠中泰彦

1 症例提示 ……………………………………………………………………… 151

2 歩行分析 ……………………………………………………………………… 152
　①時間距離因子／②下肢の関節角度／③下肢の関節モーメント

3 異常メカニズムの考察 ……………………………………………………… 153

4 治療のポイント ……………………………………………………………… 154

3. 脳卒中片麻痺
伊藤和寛

① 症例提示 156

② 歩行分析 157
①全体像／②時間距離因子／③麻痺側下肢の関節角度／④麻痺側下肢の関節モーメント

③ 異常メカニズムの考察 159

④ 治療のポイント 160
①随意的な足関節背屈筋の活動が不足している点についての治療戦略／②感覚障害による代償的な足先からの初期接地についての治療戦略／③股関節伸展筋，膝関節伸展筋の活動不足についての治療戦略／④立脚中期から遊脚初期における治療戦略／⑤遊脚初期から立脚初期における治療戦略／⑥部分練習から全体練習へ

4. パーキンソン病
前川遼太

① 症例提示 166

② 理学療法評価 167
①全体像／②日常生活動作／③ニード

③ 動作分析 168
①片脚立位／②立位での左右重心移動／③立位での姿勢評価／④背臥位での姿勢評価／⑤歩行観察（観測肢は右下肢）／⑥関節モーメント

④ 異常メカニズムの考察 172
①初期接地と荷重応答期／②立脚期／③踵離地と遊脚期

⑤ 治療のポイント 174
①ストレッチによる可動域制限への介入／②運動学習による質的側面への介入／③まとめ

索引 180

動画のご案内

- 本書では，筋力トレーニング，症例の歩行動作をイメージできるストリーミング動画をご用意いたしました．
- 動画は，本文中の **QRコード** を読み込むことによって，お手持ちの端末でご覧いただけます．

QRコードのご利用には，専用の「QRコードリーダー」が必要となります．お手数ですが各端末に対応したアプリケーションをご用意ください．
※QRコードは株式会社デンソーウェーブの登録商標です．

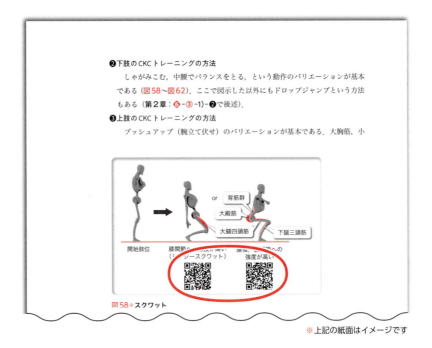

※上記の紙面はイメージです

- また，羊土社ホームページの**本書特典ページ**からも動画をご覧いただけます（アクセス方法は以下をご参照ください）．

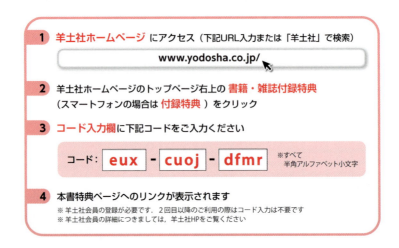

1 羊土社ホームページ にアクセス（下記URL入力または「羊土社」で検索）
www.yodosha.co.jp/

2 羊土社ホームページのトップページ右上の 書籍・雑誌付録特典 （スマートフォンの場合は 付録特典）をクリック

3 コード入力欄に下記コードをご入力ください

コード： **eux** - **cuoj** - **dfmr**　※すべて半角アルファベット小文字

4 本書特典ページへのリンクが表示されます
※羊土社会員の登録が必要です．2回目以降のご利用の際はコード入力は不要です
※羊土社会員の詳細につきましては，羊土社HPをご覧ください

執筆者一覧

■ **編　集**

畠中泰彦　　鈴鹿医療科学大学保健衛生学部理学療法学科

■ **執　筆**（50音順）

伊藤和寛　　鈴鹿医療科学大学保健衛生学部理学療法学科

齋藤恒一　　鈴鹿医療科学大学保健衛生学部理学療法学科

畠中泰彦　　鈴鹿医療科学大学保健衛生学部理学療法学科

前川遼太　　近江温泉病院総合リハビリテーションセンター

理学療法のための
筋力トレーニングと運動学習

動作分析から始める／根拠にもとづく運動療法

第1章 動作分析から主要問題点を導き出す

第2章 筋力トレーニングに活用すべき生理学，運動学の知識，臨床での実践方法

第3章 運動学習に活用すべき神経生理学，運動学の知識，臨床での実践方法

第4章 ケーススタディ
　　1. 脊柱管狭窄症
　　2. 変形性膝関節症
　　3. 脳卒中片麻痺
　　4. パーキンソン病

第1章
動作分析から主要問題点を導き出す

　従来，主要問題点（main problem）の定義は不明確なものであった．本書では**「主要問題点とは，動作障害の原因となっている筋機能の低下，関節不安定性，体性感覚や身体認知機能の低下であり，運動療法の最重要な標的」**と定義する．主要問題点を確定するには，患者の訴えを聴取し，動作の異常を観察し，分析する必要がある．病因を同じくする疾患であれば，複数の患者の間で一般化できる問題もあるが，典型例のみが治療の対象となることは考えられない．すなわち治療計画に動作分析が不可欠な症例は多い[1]．

1 主要問題点を判定するのは治療者だが，それは患者の希望や欲求に大きく影響を受ける

　ヒトの行動は一連の動作で構成されている．ヒトが行動するには必ず目的や欲求がある．目的もなく，何となく動いていたら麻痺が回復することは稀で，運動療法の効果というより自然回復と考えられる．第3章で詳細は述べるが，**治療には対象者の意欲，理解が重要である**ことは明らかである（第3章：❹-①参照）．

　例えば，脳卒中片麻痺患者の愁訴に手の回復がある．この場合，主要問題点をいかに捉えるべきか．上肢の機能の多くは末梢部の手・指に集中する．しかし，中枢部の肩甲骨，肩関節周囲の筋機能による上肢の挙上によって末梢部の運動と安定性は支持されている．さらに肩甲骨，肩関節の運動は胸腰椎，骨盤周囲の筋機能による支持性が不可欠である．したがって多くの脳卒中片麻痺症例で主要問題点は中枢部の筋機能と考えられる．一方，運動の主体は患者自身である．理解できないことは記憶に残らないので，結果として自らくり返し運動することはない．この「手を動くようにするために肩甲骨の運動を集中的に行う」といった難解なカラクリをいかにうまく説明するかも理学療法士の手腕である．

2 観察からわかること

　静止状態，すなわち**姿勢を観察することにより，正常なアライメントとの相違点を見出すことができる**．アライメントの理解に重要なのが，ヒトに加わる外力と身体の内力である．ヒトに加わる外力は重力と床反力である．理解を容易にするため，重力は質量の中心である重心から下向きに働き，床反力は支持基底面内の圧力中心（Center of Pressure：COP，床反力作用点ともいう）から上向きに働くものとする（図1）[2]．左右の脚のCOPはおのおのの足底にあり，身体にかかる床反力は足底から受ける力の合力であるため，必ずしも接地面上にあるとは限らない．一方，身体の内力は筋張力，および筋の粘弾性や靱帯の張力などの受動要素により発生する力である．アライメントは内力と外力の釣り合いによって保持されている．つまり，**アライメントの異常は外力に対して内力が拮抗できていないことを示している**．

　動作中は，静止状態の外力に加え，慣性力が働く．ただし慣性力は加速度に依存するため，日常生活動作中，身体に働く慣性力は重力，床反力に比較して小さい．すなわち，スポーツ動作などを除き，静止状態における外力と内力の釣り合いから事象を説明できることが多い．**動作の異常は，動作の過剰な可動範囲，あるいは可動範囲の減少，不規則な運動（不安定性）として観察される**．動作時の筋活動は表層のサイズの大きな筋に限り，観察することができる．深層の筋，あるいはサイズの小さな筋活動を確認するには，実際に筋を触知することが必要である．

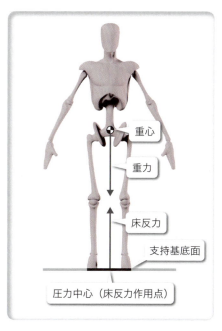

図1●ヒトに加わる外力：重力と床反力

3 観察から分析へ．介入から再分析へ

姿勢，動作の異常を観察し，異常の原因を分析する．分析の過程において筋力検査，関節可動域の計測，疼痛の検査，筋緊張検査などを実施し，自らの考察を裏付け，確認する．続いて主要問題点への介入を行い，異常が改善されるのか，再観察，再分析する．

脳卒中片麻痺患者の歩行を例に，観察→分析→介入→再観察→再分析について考える．ぶん回し歩行はしばしばみられる異常歩行の1つである．この原因にはいくつかの可能性がある．股関節が屈曲できないからか？ 膝関節が屈曲できないからか？ 足関節が背屈できない（toe drag）からか？ 例えば原因がtoe dragの場合，背屈を補助する短下肢装具がうまく使用できれば，ぶん回し歩行は改善できるはずである．もし原因が股/膝関節にある場合，足関節の背屈を補助しても改善は見込めない．すなわち観察している現象（この場合はぶん回し歩行）は結果であって，原因ではない．**介入によって原因である機能不全を軽減し現象が改善するか否か，再観察，再分析する**必要がある．問題が多関節にわたる場合，何を優先すべきか，❶で解説した主要問題点の捉え方を参考にしていただきたい．

4 主要問題点に影響をおよぼす筋

① 姿勢保持とバランス

バランスと類似した用語に平衡機能がある．ヒトの平衡機能は感覚機能（視覚系，前庭系，体性感覚系）と運動機能の双方によって維持されている．一般に平衡機能の障害は，視覚や内耳の感覚系，あるいは感覚と運動を制御する中枢神経系の問題であることが多い．本書ではバランスを「身体内力と外力の釣り合い」と定義する．身体内力とは筋の発生する張力や筋膜，腱，靱帯が発生する張力を指し，外力とは重力，および床反力がこれに相当する（図2）．

次に重心，支持基底面内の圧力中心（床反力作用点，COP），筋活動の関係について概説する．一塊の剛体である人形の場合，重心の真下にCOPは位置し，重力と床反力ベクトルの作用線は一致し，静止している（図3）．ヒトも人形と同じアライメントの場合，ほぼ同様の状態である．ヒトは姿勢を保持するために常に一定の筋力を発揮しているのではなく，変動させ微調整を加えているので，厳密にはCOPと重心の位置は細かく動揺している．例えば，左側方へのリーチ動作の際，COPと重心の位置は支持基底面内の左側に移動する．この

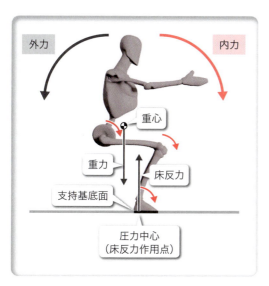

図2 ● 身体内力と外力の釣り合い

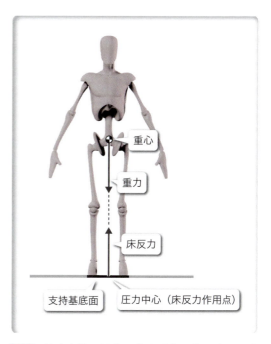

図3 ● 静止立位では床反力と重力の作用線は一致する

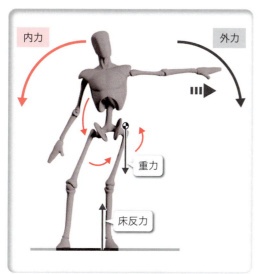

図4 ● 動作と逆方向の筋が活動し，外力と釣り合う

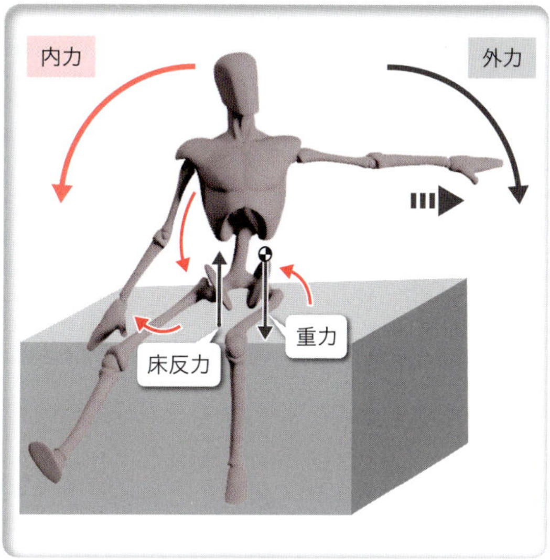

図5 ● 座位での内力と外力の釣り合い

とき，左股関節は内転，右股関節は外転している（図4）．このアライメントを維持するには，左股関節は外転筋である中殿筋，右股関節は内転筋群の張力が必要となる．また，左上肢を側方に挙上しているので，上半身の重心は左側に移動する．したがって体幹の直立位を保持するには体幹筋である右側の脊柱起立筋群，内外腹斜筋の張力が必要となる．同様に座位においては左側の股関節周囲筋の活動，なかでも伸展筋である大殿筋，外転筋である中殿筋，内旋筋である小殿筋，反対側の外転筋である中殿筋活動が必要となる（図5）．

1) 座位姿勢

　健常者において，前額面上のアライメントはほぼ左右対称であり，脊柱は直立している．座面高を下腿長に調節した椅座位では下腿はほぼ垂直位，大腿はほぼ水平位を維持する（図6）．この際，骨盤は直立位で，荷重は両側の坐骨結節に集中し，続いて足底，および大腿後面に多くかかる．したがって，COPは両側の坐骨結節の中点よりやや前方に位置する．一方，身体の重心は第2仙椎の前上方に位置する．これは両股関節が90°屈曲位であるため，結果として床反力ベクトルは，ほぼ直立する．座位姿勢保持の条件として第一に骨盤を直立させる必要がある．すなわち股関節屈曲筋である腸腰筋，および股関節の内外転，回旋がほぼ0°となるよう大殿筋，小殿筋，大内転筋の筋活動が必要である．もし，これらの筋が発生する力が不十分な場合，股関節は外転外旋位となり，その結果，筋活動の不十分な方の下肢の質量はより外側に偏倚し，骨盤は側方に傾斜する（図7）．腸腰筋の張力が不十分な場合，骨盤は後傾し，尾骨，仙骨にも荷重が集中する（図8）．座位姿勢保持の第二の条件として体幹を直立させる必要がある．すなわち浅層の脊柱起立筋（腸肋筋，最長筋，棘筋），深層の回旋筋，半棘筋，多裂筋の6つの腰背部の筋群，および腹圧を高めることで体幹を直立させる外腹斜筋，内腹斜筋，腹横筋の3つの腹部の筋群の働きが必要である（図9）．

　パーキンソン病患者の典型的な座位姿勢である斜め徴候を例示する（図10）．パーキンソン病は片側の上肢，下肢，対側の上肢，下肢の順に機能低下が進行することが知られている．十分な脊柱可動性を有していても円背，骨盤後傾に

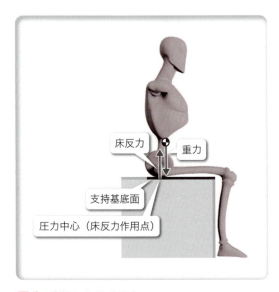

図6●座位における外力

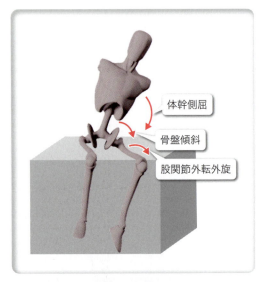

図7●左側の大殿筋，小殿筋，大内転筋の筋活動が不十分な座位姿勢

❹ 主要問題点に影響をおよぼす筋

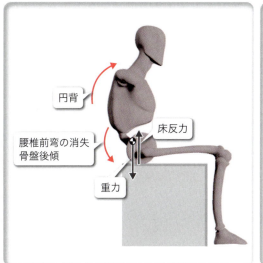

図8●腸腰筋の筋活動が不十分な座位姿勢

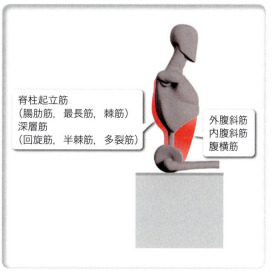

図9●体幹を直立させる筋群

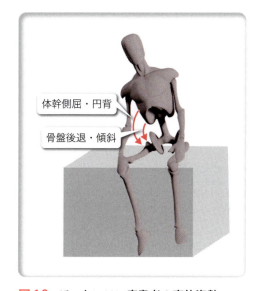

図10●パーキンソン病患者の座位姿勢
この姿勢を斜め徴候という．図は右側の上肢・下肢の機能低下が進行している例．

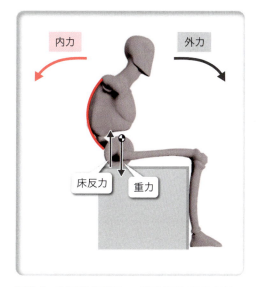

図11●変形性腰椎症，脊柱管狭窄症患者の座位姿勢

　加え，症状の顕著な側への体幹側屈，骨盤後退がみられる．この場合，まず，他動的に骨盤と下肢のアライメントを修正，保持し，患者が随意的に体幹のアライメントを修正する条件を整え，患者の反応を観察する．主要問題点が骨盤と下肢であれば，体幹の伸展はより容易になる．しかし，主要問題点が体幹であれば，変化は期待できない．

　変形性腰椎症，脊柱管狭窄症では腰椎前弯の消失，これに伴う骨盤後傾，円背により筋活動に依存せず座位姿勢を保持している（図11）．重心，COPともに後方に偏倚しているが，腰背部の軟部組織の張力で静止している．

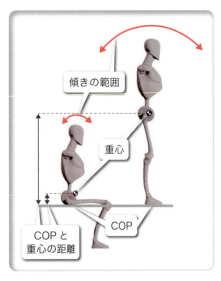

図12● 座位，立位でのCOPから重心までの距離

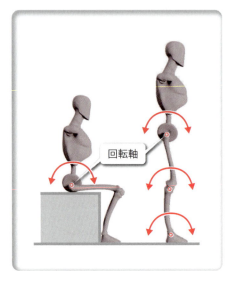

図13● 座位，立位での回転軸

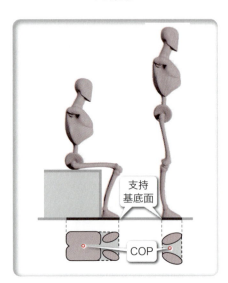

図14● 座位，立位の支持基底面とCOP

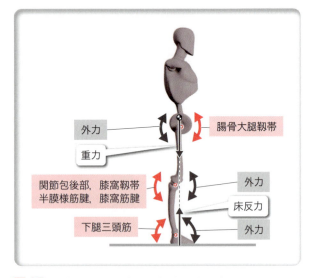

図15● 立位における内力と外力の釣り合い

2）立位姿勢

　座位と比較して立位ではCOPから重心までの距離が長い（図12）．すなわち大きく傾きうる．さらに可動する回転軸は，座位の股関節1カ所に対し，股/膝/足関節の3カ所となる（図13）．一方，支持基底面は座位と比較して立位では狭い．すなわちCOPの移動範囲が狭くなる（図14）．

　健常者の立位姿勢での重心の位置は第2仙椎の前方で，重心線と床反力ベクトルはほぼ同一線上にある（図15）．外力である重力は，重心線が股関節後方を通過するため，股関節前方の靱帯である腸骨大腿靱帯の張力と拮抗する．同様に膝関節では重心線が膝関節前方を通過するため，関節包後部（顆状板），膝

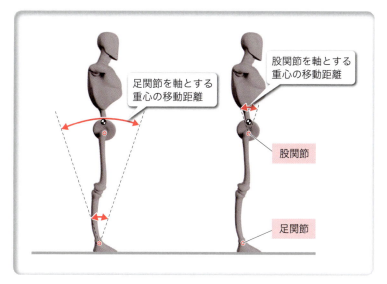

図16 ● 足関節を軸とする倒立振り子
足関節を軸とする姿勢制御戦略（足関節戦略）は，股関節を軸とするより効率がよい．

窩靱帯，半膜様筋腱，膝窩筋腱の張力と拮抗する．足関節では重心線が足関節前方を通過するため，下腿三頭筋の張力と拮抗する．すなわち股/膝関節では靱帯，腱の受動要素によって支持されているのに対し，足関節のみ能動的に重力と拮抗している．

足関節戦略（ankle strategy）は，健常者の姿勢戦略（postural strategy）として合理的な方法である．足関節を軸とする倒立振り子を軸に近い下腿三頭筋で制御することは，力学的テコの長さは短いが，より速く回転させることができる（第3のテコ，スピードのテコ）（図16）．スピード（速度）はパワーに比例し，より大きなパワーはより大きなエネルギー（仕事）を発生する．すなわち足関節での姿勢制御は効率的な戦略といえる．

② 寝返り

鉛筆には断面が丸のものと六角形のものとがある．当然，丸の方が転がりやすい（図17）．ヒトの断面は楕円形で，また，胸郭と骨盤の間は可動性がある．さらに骨盤には質量の大きな下肢が2本連結されている．加えて，胸郭と肩甲骨の間にも可動性がある．すなわちヒトの形状は転がりにくく，力を加えないと回転しない．

ヒトの運動は末梢から中枢へ伝播する．上肢が先に動きはじめるか，下肢が先に動きはじめるか，あるいはほぼ同時か，個人差が大きい．いずれにしても寝返る側の肩甲骨と骨盤へCOPが移動する．このとき，後頭骨に荷重して寝返るパターンは脊柱を大きく反らすことになる．これは脳性麻痺児にしばしばみ

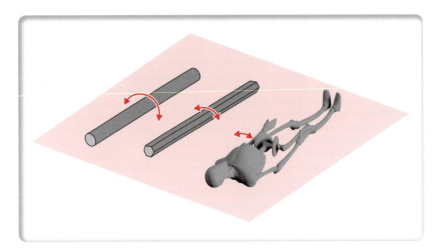

図17● ヒトの形状は転がりにくい

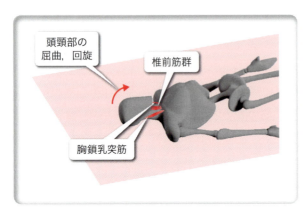

図18● 椎前筋群と胸鎖乳突筋による頭頸部の屈曲，回旋

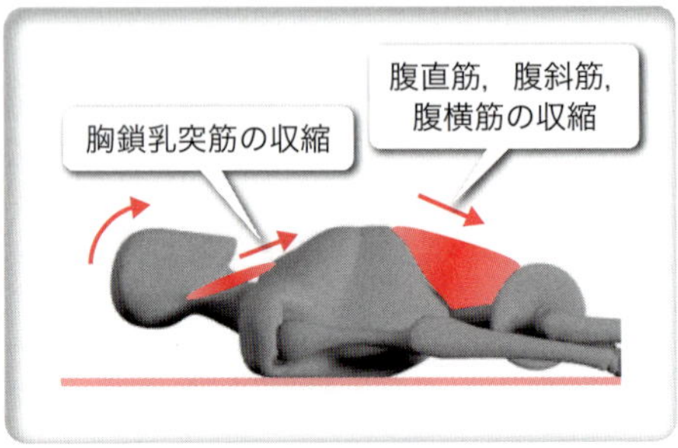

図19● 頭部挙上には腹筋群による胸郭の固定が必要

られる異常パターンである．健常者の寝返りでは椎前筋群と胸鎖乳突筋による頭頸部の屈曲，回旋を伴う（図18）．胸鎖乳突筋が正常に働く条件として鎖骨を介して連結している胸郭が固定されている必要がある．胸郭の固定には骨盤との間を連結している腹直筋，腹斜筋，腹横筋の張力が必要である（図19）．寝返る側の外腹斜筋，反対側の内腹斜筋，腹横筋の張力により牽引された骨盤は，寝返る側の骨盤，あるいは大転子付近を軸として回転する（図20）．一方，上肢では肩甲骨に荷重されるので，肩甲胸郭関節を軸に胸郭の回転が起こる．これは両側の大胸筋，寝返る側の内腹斜筋，反対側の外腹斜筋，腹横筋の張力によるものである．

③ 起き上がり

最も一般的なベッド上の側臥位から端座位までの起き上がりを例示する．起き上がりの準備として両股/膝関節を屈曲する．これはそれぞれ腸腰筋，ハム

❹ 主要問題点に影響をおよぼす筋

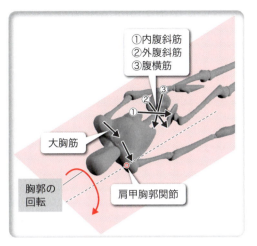

図20●肩甲胸郭関節を軸に胸郭の回転が起こる

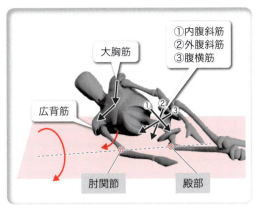

図21●体幹をもち上げる

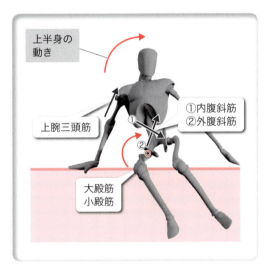

図22●上半身を押し上げる

ストリングスの働きによるものであり，上半身が起き上がるのに合わせて下腿を下垂する準備である．支持基底面は側臥位の体幹側方から端座位の両坐骨を中心とする殿部，大腿後面へと移動する．最初に頭部を前上方にもち上げ，上肢に支持基底面を広げる．続いて肩甲骨をもち上げ，さらに上肢に荷重する（図21）．このとき，胸郭と上腕を連結する肩関節内転筋である大胸筋，伸展筋である広背筋の張力が必要となる．同時に，寝返りと同様に頭部の挙上には胸鎖乳突筋と椎前筋群が収縮する．頭部，肩甲骨に続いて体幹がもち上がる際の回転軸は肘関節と殿部を結んだ線である．この体幹の動きは上側の外腹斜筋，下側の内腹斜筋の作用で起こる．上肢の支持基底面は前腕から手掌面へとさらに末梢に移動し，肘関節が伸展する．この際，上腕三頭筋の働きで上半身を押し上げている（図22）．同時に下側の股関節伸展筋である大殿筋，内旋筋である

小殿筋も同時に働く．

④ 椅座位からの立ち上がり

　立ち上がりでは重心を前上方に移動させ，支持基底面を殿部，大腿，足底から足底のみに移動させる．動作は殿部が座面から離れる瞬間を境に屈曲相と伸展相に分けて分析することが多い[3]．

1）屈曲相での筋活動

　体幹，股関節屈曲に伴い，重心は前下方に移動する．離殿直前まで股／膝／足関節ともに筋活動は少ないが，離殿前約0.2秒で急激に大殿筋，大腿四頭筋の収縮がみられる（図23）．股関節の屈曲は，座位保持に必要な体幹，股関節伸

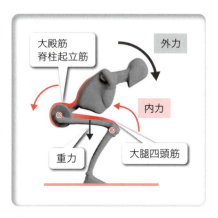

図23●離殿直前，急激に大殿筋，大腿四頭筋が働く

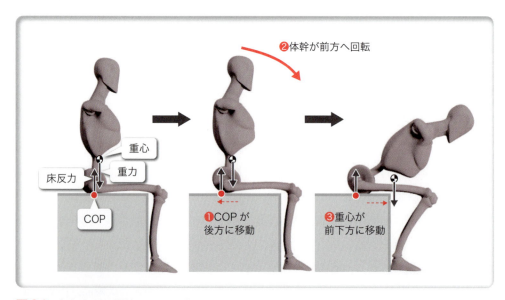

図24●立ち上がり開始にかかる力

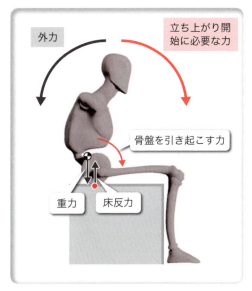

図25 変形性腰椎症，脊柱管狭窄症患者の立ち上がり開始

展筋の張力を低下させる，すなわち力を少し抜くことからはじまる．これによりCOPは後退し，股関節を軸とした回転が起こる（図24）．股関節屈曲は重力，すなわち外力によるもので，これに拮抗するため内力である体幹，股関節の伸展筋が活動する．重心が前方へ移動を開始すると，COPも急激に前方へ移動し，足底での支持に備える．

変形性腰椎症，脊柱管狭窄症では座位において腰椎前弯の消失，骨盤後傾，円背により重心が後方に偏倚しているため，いったん，骨盤を直立位に引き起こす必要がある（図25）．この際，腸腰筋の張力が必要になるが，多くの症例で腸腰筋の筋力低下を認める．

2）伸展相での筋活動

重心は後方に戻りながら上方に移動する．離殿の瞬間，脊柱起立筋群，大殿筋，大腿四頭筋の収縮は最大となり，立位に向けて減少する（図26）．もし，脊柱起立筋群，大殿筋の張力が不十分であれば体幹を伸展することが困難となり，大腿四頭筋の張力が不十分であれば，離殿に失敗するか，離殿後，後方に転倒する．体幹屈曲位からの引き起こしには脊柱起立筋と同様に腹斜筋群，腹横筋による腹圧上昇が必要である．さらに重心が支持基底面上から大きく逸脱しないよう股/膝関節伸展筋の同期した働きが必要である．下腿三頭筋の筋活動は離殿の瞬間より増大し，重心が最も前に位置する直前に最大となる．

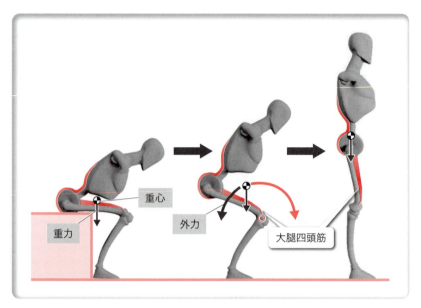

図26 ● 伸展相における重力と大腿四頭筋の張力の釣り合い

⑤ 歩行

歩行中は実に多くの筋が働く．その機能は大別して，荷重応答期に身体を支持する筋群，立脚終期に身体を前方へ押し出す筋群，前遊脚期/遊脚初期の振り出しに働く筋群，遊脚終期の制動に働く筋群の4つの筋群である（**表1**）[4]．

1）荷重応答期に身体を支持する筋群

荷重応答期中，股関節は約20°屈曲位を保持する．これは大殿筋，大内転筋の等尺性収縮による．膝関節は伸展位から約15°屈曲する．これは大腿四頭筋の広筋群（内側広筋，中間広筋，外側広筋）の伸張性収縮により制動される．足関節は約5°底屈する．これは前脛骨筋，長趾伸筋，長母趾伸筋の伸張性収縮により制動される．

2）立脚終期に身体を前方へ押し出す筋群

立脚中期の前半で身体重心は最上点に達し，続いて倒立振子運動により前下方に進む（ankle rocker）．この動きは腓腹筋，ヒラメ筋，長趾屈筋，長母趾屈筋の伸張性収縮により制動される．続く立脚終期には伸張されたこれらの筋群の張力，弾性力により身体が前進する（forefoot rocker）．

3）前遊脚期/遊脚初期の振り出しに働く筋群

つま先離地時，股関節は約20°伸展位，膝関節は約40°屈曲位で，大腿直筋の収縮効率がよく，これが振り出し開始に働く．大腿直筋の収縮は腸腰筋の収縮開始と同時期に終了するので，その活動時間は短い．足関節背屈筋である前

4 主要問題点に影響をおよぼす筋

表1 ● 歩行中に活動する4つの筋群

荷重応答期に身体を支持する筋群	立脚終期に身体を前方へ押し出す筋群	前遊脚期/遊脚初期の振り出しに働く筋群	遊脚終期の制動に働く筋群
・大殿筋 ・大内転筋 ・大腿四頭筋の広筋群（内側広筋，中間広筋，外側広筋） ・前脛骨筋 ・長趾伸筋 ・長母趾伸筋	・腓腹筋 ・ヒラメ筋 ・長趾屈筋 ・長母趾屈筋	・大腿直筋 ・腸腰筋 ・前脛骨筋 ・長趾伸筋 ・長母趾伸筋	・ハムストリングス

脛骨筋，長趾伸筋，長母趾伸筋が遊脚期を通じて活動し，つま先の引っ掛り（toe drag）を防止するが，立脚期と比較して，その張力は弱い．

4）遊脚終期の制動に働く筋群

遊脚中期における下肢の振り出しは慣性力によるものである．ハムストリングスは股関節屈曲，膝関節伸展に伴い伸張される．このハムストリングスの伸張性収縮により，歩幅が制御される．

⑥ 段差，階段昇降

1）昇段

歩行との最大の相違点は荷重応答期に発生した膝関節伸展筋力を次の単脚支持期に慣性力として重心の前上方への移動に利用する点と，遊脚初期からハムストリングスによる下腿のもち上げが必要な点である（表2）[5]．以下に，階段昇段中に働く筋群を示す．

荷重応答期：大殿筋，中殿筋，大内転筋，大腿四頭筋，（ハムストリングス，下腿三頭筋）

単脚支持期（立脚中期＋立脚終期）：大殿筋，大腿四頭筋，ハムストリングス，下腿三頭筋

表2 ● 階段昇段と筋活動

荷重応答期	単脚支持期 （立脚中期・終期）	遊脚初期	遊脚終期
・大殿筋 ・大内転筋 ・大腿四頭筋 ・ハムストリングス ・下腿三頭筋	・大殿筋 ・大腿四頭筋 ・ハムストリングス ・下腿三頭筋	・ハムストリングス ・下腿三頭筋	・大殿筋 ・大腿四頭筋 ・ハムストリングス ・前脛骨筋

文献5をもとに作成.

表3 ● 階段降段と筋活動

荷重応答期	単脚支持期 （立脚中期・終期）	遊脚初期	遊脚終期
・大殿筋 ・中殿筋 ・大腿筋膜張筋 ・大腿四頭筋 ・ハムストリングス ・下腿三頭筋 ・前脛骨筋	・大腿四頭筋 ・下腿三頭筋 ・前脛骨筋	・ハムストリングス ・前脛骨筋	・大殿筋 ・中殿筋 ・大腿筋膜張筋 ・大腿四頭筋 ・ハムストリングス ・下腿三頭筋 ・前脛骨筋

文献5をもとに作成.

遊脚初期　：ハムストリングス，下腿三頭筋

遊脚終期　：ハムストリングス，前脛骨筋，（大殿筋，大腿四頭筋）

2）降段

主に大腿四頭筋が身体の降下を制御する．下腿三頭筋は下腿の前傾を制御し，膝関節の急激な前方移動を防止する（表3）．ハムストリングスの役割は主として遊脚期のクリアランス確保だが，立脚期には大腿四頭筋との同時収縮により骨盤の制御も担う．大殿筋の役割は，骨盤の前傾を制御し，体幹を直立位に保持することである．また，遊脚期における下肢の振り出しを制御し，下段につま先から接地させる．以下に，階段降段中に働く筋群を示す．

荷重応答期：大殿筋，中殿筋，大腿筋膜張筋，大腿四頭筋，ハムストリングス，下腿三頭筋，前脛骨筋

単脚支持期（立脚中期＋立脚終期）：大腿四頭筋，下腿三頭筋，前脛骨筋

遊脚初期　：ハムストリングス，前脛骨筋

遊脚終期　：大殿筋，中殿筋，大腿筋膜張筋，大腿四頭筋，ハムストリングス，（下腿三頭筋，前脛骨筋）

5 運動機能障害の量的側面と質的側面

まず，**動作の遂行を阻害している運動機能障害は何に起因しているのか，筋力（量的問題）であるのか，あるいは力の発揮のしかた（質的問題）であるのか分析する**必要がある．

筋力の回復には**トレーニング**が必要である．一方，力の発揮のしかたは**スキル**ともよばれ，その回復には**エクササイズ**が必要である．力の発揮における量的側面と質的側面は，両者が揃って成立する．すなわち，筋力が不十分であればエクササイズは行えないし，力の発揮のしかたがわからなければトレーニングは行えない．量的，質的，いずれの問題であるか理解するためには，介入を通じた分析が有効である．例えば，臥位，座位での筋力は発揮できていても立位歩行での異常がみられる場合，主要問題点と考えられる筋を触知して，筋収縮が明らかであるにもかかわらず動作が遂行できない場合，筋力の問題と考えられる．その場合，適切な介助により動作が容易になれば，この仮説を確認することができる．一方，筋収縮が弱い，あるいはみられない場合，力の発揮のしかたの問題と考えられる．その場合，荷重あるいは非荷重，動的あるいは静的，短縮性収縮あるいは伸張性収縮などと課題を変更してみる．この過程で動作の改善がみられれば，この仮説を確認することができる．**第3章**で詳述するフィードバックの与え方を変更する方法も有効な場合がある．

6 運動療法の効果（即時効果，短期効果，長期効果）と治療計画

運動療法の目的，ねらいは動作能力の改善である．しかしその基盤となるトレーニング，エクササイズの効果には時間的な特性がある．この特性を理解し，治療計画に役立てるべきである．

① 即時効果

運動の前後にみられる変化を**即時効果**とよぶ．エクササイズの効果と考えられる．新たな運動課題を学習した結果，筋の出力や動作のパフォーマンスに変化がみられる．この効果が十分であれば，翌日（24時間後）にも効果が持続する（carry over）．これを**後効果**（after effect）とよぶ．

② 短期効果

トレーニングとエクササイズ，両者の効果と考えられ，約3週間の期間を要する．筋電図上，神経筋単位（NMU）の動員数，発火頻度は増加する（**第2章**で詳述）．これに伴い，発揮される筋力も増大する．一方，この期間中，顕著な筋肥大はみられない．したがって，**短期効果**は**神経適応**（neural adaptation）とも考えられている[6]．神経適応はいわゆるその運動課題に慣れた状態でもあり，他の運動でも同じように筋力が発揮できるとは限らない（**動作特異性**）．

③ 長期効果

3週間以降も筋力は増大するが，筋電図上の動員数，発火頻度はプラトーに達する．一方，筋肥大は3週間以降の方が顕著となる．神経適応の後で筋肥大が得られる時期には，筋力の発揮が他の運動でも広くみられるようになる．一般に術後のリハビリテーションの期間は3週間以内が多く，期待できる効果は短期効果のみである．回復期，デイケア，訪問リハなどで，一貫性のある運動療法を継続し**長期効果**を得ることが，特に高齢者の再転倒，寝たきり防止のために望まれる．

④ 3カ月以降の治療計画

ピリオダイゼーション（periodization）とは，時期に応じたトレーニング計画を立てる手法を意味する[7]．1960年代に，ロシアの生理学者 Leo P. Matveyev，

旧チェコスロバキア出身のスポーツ科学者Tudor Bompa（ボンパ）が提唱したトレーニング方法である．前述のように，筋にはトレーニングの時期により主に増大する要素が変化する生理学的特性がある．運動療法において，これに合わせた治療計画により効果の向上が期待できる．逆に同じ内容のトレーニングを3カ月以降も継続した場合，筋力，筋横断面積が徐々に減少することが知られている．そのため，まずは特異性の高いトレーニング（筋力増強，筋肥大に効果的）から開始し，続いて汎用性の高いトレーニング（実際の動作，パフォーマンス向上に適している）を実施する．

また，筋力トレーニングにおける筋の生理学的特性として，MatveyevとBompaは以下のように述べている．

①最初の1～2週間（警告段階）：一過性の能力低下（筋痛など）
②次の3カ月間（適応期）：筋肥大，筋力増大
③適応後（不適応段階）：同じトレーニングを続けると慣れ，逆に筋力が低下しはじめる

これはスポーツ選手の高強度トレーニングに関する知見であり，障害者，高齢者にそのまま適用できるものではないが，少なくとも3カ月以内の再評価とプログラムの変更が必要であることは間違いない．

■ 引用文献

1)「PT・OTビジュアルテキスト 姿勢・動作・歩行分析」（臨床歩行分析研究会/監，畠中泰彦/編），羊土社，2015
2)「基礎バイオメカニクス 第2版」（山本澄子，他/著），医歯薬出版，2015
3)「ボディダイナミクス入門 立ち上がり動作の分析」（江原義弘，山本澄子/著），医歯薬出版，2001
4)「Human Walking second edition」（Rose J & Gamble JG/eds），Williams & Wilkins，1994
5)「Gait Analysis: Normal and Pathological Function 2nd ed.」（Perry J & Burnfield JM），pp367-382, Slack Inc., 2010
6)「スポーツ生理学」（森谷敏夫，根本 勇/編），朝倉書店，1994
7)「NSCA決定版 ストレングストレーニング＆コンディショニング 第2版」（Baechle TR, Earle RW/編，石井直方/日本語版総監修，長谷川 裕，岡田純一/監），ブックハウスHD，2002

第2章 筋力トレーニングに活用すべき生理学，運動学の知識，臨床での実践方法

　筋力トレーニングでは，筋肥大，最大筋力，筋持久力，筋パワーのうち，どの要素を改善するか，目的によってトレーニングの方法を変える．本章では，まず，筋収縮の力学的特性，筋力，筋持久力および筋パワー増強トレーニングの効果とそのメカニズムについて運動学，生理学的見地から解説する．続いて筋力トレーニングのプログラムにおいて決定すべき項目，および方法決定における一般原則に言及する．さらに実際に使用するトレーニングマシンなどの機器や，重錘やチューブなどの器具の特性を解説する．さらに水中トレーニング，自重トレーニング，コア（体幹）トレーニングなどの部位別筋力トレーニングの具体的方法を示す．

1 筋力増強のメカニズム

① 筋収縮の力学的特性

　いわゆる筋の太さはその長軸と直交する平面の面積（**解剖学的断面積**[※1]）と定義されている．ただし，筋の形状には数種類が存在し，筋線維の長軸と筋の収縮方向が一致しているのは紡錘状筋のみである．羽状筋，多頭筋などのその他の筋では，厳密に解剖学的断面積を定義することは困難である（図1）．

　筋張力は筋の**生理学的断面積**[※1]に比例する（$4 \sim 8 kg/cm^2$）ことが知られている[1]．しかし，筋によって2倍も異なる点から，すべての筋に同じ原理原則が適用できるかは疑わしい．読者には，実際に筋力トレーニングに応用するため，以下に述べる生理学的特性，運動学的特性を基礎として，総合的に考える力を

[※1] 解剖学的断面とは，筋の起始と停止を結んだ直線（筋の長軸）に対する横断面であり，生理学的断面とは，筋線維（すなわち筋が収縮する方向）に対する横断面である．筋の発生する張力は生理学的断面積に比例する．

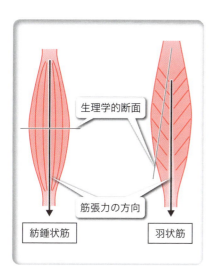

図1 ● 筋の生理学的断面

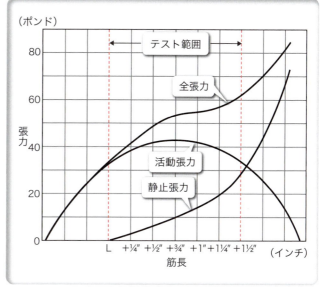

図2 ● 筋の長さ―張力関係

文献2と3より引用.

養っていただきたい.

1) 筋張力と筋長，関節角度の関係[1]

摘出筋での実験で関節がないので，筋長と張力の関係を生理的条件下と同じものとして扱えないが，全張力から静止張力（弾性要素による受動的な張力）を除いた活動張力[※2]は自然長（関節可動域の中央付近）で最大になるとされている[3]（図2）.

❶伸張性収縮（遠心性収縮）

1994年，Burkholder（ブルクホルダー）は収縮していない状態で筋長の異なる筋を比較し，長い筋は収縮速度が速く，短い筋は伸張された際の張力（遠心性収縮力）が大きいと報告した．最大張力発生時の遠心性収縮力は最大静止張力プラス腱，筋膜などの受動要素なので，伸張速度増加に伴う張力増大は単に受動要素の抗力といえる（図3）[4].

❷関節角度の変化に伴う筋の収縮効率の変化

ほぼすべての関節の運動は角運動である．筋の起始/付着（停止）は骨に固定されているため，関節角度によって筋張力のベクトルのうち，関節運動に有効な成分は変化するが，変化のしかたも筋によって異なる．図4はハムストリングスの例で，80～90°屈曲位で最大効率を示すといわれている[5]．また，筋収縮に伴い腱が骨から離れ，皮下に浮き上がるため，レバーアームは延長され

※2 活動張力とは筋収縮により発生する力である．一方，静止張力とは筋が伸張された際，発生する筋の弾性力や粘性力の総和を意味する．

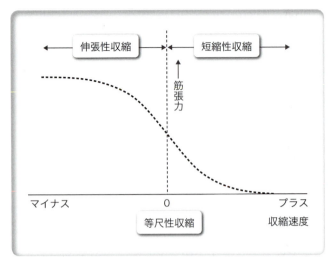

図3● 短縮性収縮・伸張性収縮と張力

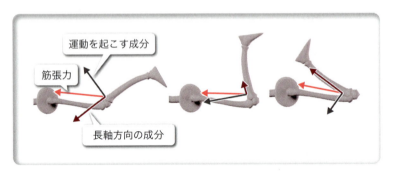

図4● 関節角度の変化に伴う筋の収縮効率の変化

る.一方,大腿四頭筋の収縮効率が最大となる関節角度は約70°であるように,その角度は筋の収縮方向とレバーアームの長さに依存する[2].

❸筋収縮と関節間力

関節間力(joint resultant force),あるいは関節力(joint force)とは隣接する体節(セグメント)の接触力である(図5).例えば膝関節の関節間力は,大腿骨と脛骨が押し合う力と考えても問題ない.この力は方向をもつベクトルである.このベクトルを関節面と平行な成分と垂直な成分に分解する.前者を剪断力(shear force),後者を圧縮力(compressive force)と定義する[6].関節間力は荷重に加えて,筋張力が関係する(図5).

膝前十字靭帯損傷例では,大腿四頭筋の筋張力により前方への剪断力増大,脱臼が起こり,これを防止するため大腿四頭筋の廃用(Quadriceps avoidance)が起こることが知られている.これに対する有効な運動療法として**閉運動連鎖**(Closed Kinetic Chain:**CKC**)トレーニングがある.大腿四頭筋と同時にハムストリングスも収縮することで,関節間力の偏向が起こり,剪断力が減少す

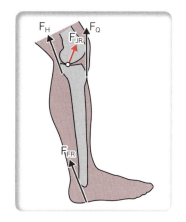

図5 ● 筋収縮と関節間力

F_H：ハムストリングスの筋張力，F_Q：大腿四頭筋の筋張力，F_{FR}：床反力，F_{JR}：関節間力．

る．拮抗筋の同時収縮は関節の剛性（動かしにくさ，抗力，摩擦力）も増大するため，トレーニング中の安定性はさらに向上する．

　一方，変形性関節症，人工関節置換術後など，圧縮力が問題となる例も存在する．股/膝関節にかかる圧縮力は，歩行より立ち上がりやしゃがみ込み動作の方が大きくなっている．トレーニングはもちろん，日常生活動作の指導においても配慮が必要となる．

2）筋張力と収縮速度の関係[7]

　1938年にA.V. Hill(ヒル)が筋張力と収縮速度の関係について摘出したカエルの縫工筋から求めた公式[8]

$$(P+a)(V+b) = b(P_0+a) = (P+a)V = b(P_0+P)$$

は一定となり，x軸を筋張力，y軸を収縮速度としたグラフでは直角双曲線を描く（図6）．ただし

P　：負荷
P_0　：最大等尺性収縮張力
V　：等張力性短縮速度
V_0　：速度ゼロ（等尺性収縮）
a, b：定数

とする．

　負荷がゼロ（自重は除く）において短縮速度は最大となり，負荷が最大となるとき，短縮速度ゼロ，すなわち最大等尺性収縮となる．最大短縮速度の1/3付近に，筋張力×収縮速度，すなわち筋パワーのピークを迎える．

❶収縮速度と運動効率の関係

　1986年の山本，丸山の研究によれば，筋が最も効率よく仕事をするのは熱発

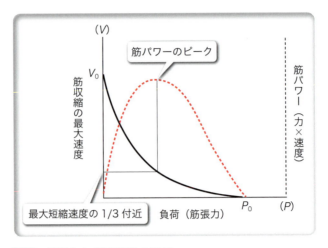

図6 ● 筋張力と収縮速度の関係
文献2と7をもとに作成.

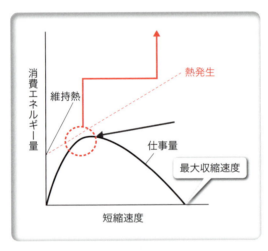

図7 ● 収縮速度と運動効率の関係
文献9をもとに作成.

生と筋パワーの曲線が最も接近する点，最大収縮速度の1/4の収縮速度である（**図7**）[1]．

1948年，Hillによると筋収縮に伴う発生熱は短縮量に比例する．筋は人体最大の発熱器官でもある．維持熱とよばれる筋を活動状態にする熱は約1mcal/gとなる．

❷強い筋収縮に必要な3要素

❶**動員**（recruitment）：活動する神経筋単位（Neuro Muscular Unit：NMU）の数を増加させることを指す[10]（**図8**）．

❷**高頻度化**（rate coding）：強縮（tetanus）とは連続した神経発火に対する筋の持続的な収縮である．ある一定の水準までは発火頻度（firing rate）に応

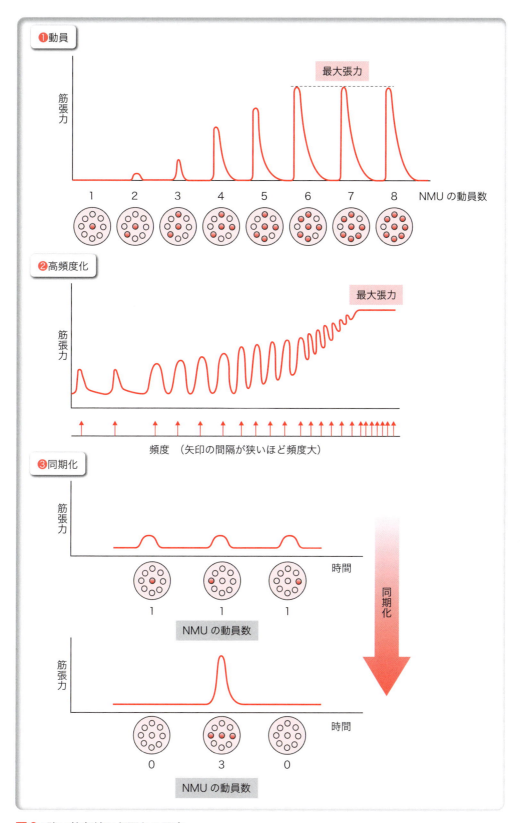

図8●強い筋収縮に必要な3要素

NMU：神経筋単位．文献11をもとに作成．

じて発生する筋力は増大する．この強い筋収縮の発生のための神経発火の高頻度化を rate coding とよぶ．

❸**同期化**（synchronization）：複数のNMUの発火タイミングを合わせること，すなわち同時に動員するNMUの数を増加することで発生する筋張力は増大する．

重要な点は，必ずしも強い筋収縮イコール大きな筋張力ではないことである．5kgの重錘をもった肘関節屈曲運動を例にする．若い運動選手の場合，弱い筋収縮でも重錘はもち上がるが，高齢者の場合，強い筋収縮でも数回で疲労する．同様にトレーニングによって筋力が増大した結果，弱い筋収縮でも重錘はもち上がるようになる．すなわち，同時期の同一被験内の比較であることが強い筋収縮イコール大きな筋力といえる条件である．

❸**サイズの原理**[12]

1965年のHennemann（ヘネマン）の研究によると，筋中にはS型，FR型，FF型の3つのタイプのNMUが存在している（表1）．それぞれⅠ，Ⅱa，Ⅱbの3つのタイプの筋線維に対応している．発火の閾値はS型が最も低く，FF型が最も高い．すなわち，サイズの小さな筋線維から順に動員され，大きなサイズの筋線維が活動するのは，運動強度が高い場合に限られる（図9）[10]．

3）筋肥大のメカニズム

筋肥大のメカニズムは2つに大別される．1つはタンパク質の代謝によるものである．他の細胞と同様に筋細胞も合成と分解をくり返している．過負荷の法則にしたがい，最大筋力の40〜50％以上のトレーニングを行うことでタンパク質合成が分解を上回り，筋肥大が起こる．逆に不動・廃用により分解が合成を上回れば，筋は萎縮する．1961年，Maruoによってサテライト細胞がカエルの骨格筋中に発見され，筋肥大にサテライト細胞が関与していることが報告されている．しかし，サテライト細胞が活性化され筋組織構築にどのように

表1 ● NMUのタイプ

機能	神経筋単位の種類		
	S	FR	FF
発火閾値	低	中間	高
収縮時間	長/持続的	中間	短〜中
疲労の耐性	高	中	低
安静時の代謝	高	中	低
代謝に適した筋活動	等尺性	短縮性	短縮性
力の調節段階	細かい	中間	粗い

文献13をもとに作成．

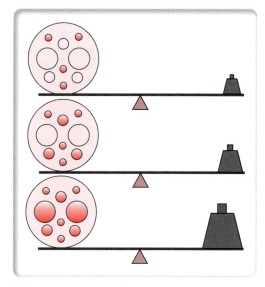

図9●サイズの原理[12]

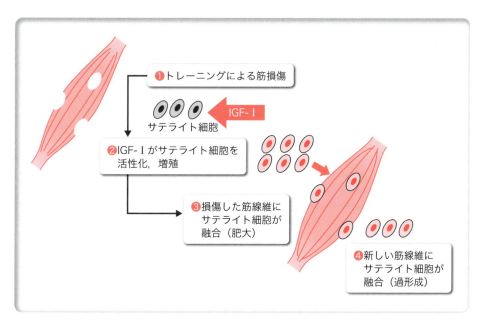

図10●筋肥大のメカニズム

関与するのか，そのメカニズムはまだ解明されていない．おそらく再生や肥大では一部の筋細胞が壊死を起こし，その壊死細胞をマクロファージが除去し，それを補う形で静止状態にあったサテライト細胞が活性化して新しい筋芽細胞を形成し，新たな筋細胞形成や既存の筋細胞への融合が行われ，筋組織構築が行われるものと考えられている（図10）．さらにサテライト細胞は**マッスルメモリー**にも関与している．マッスルメモリーとは，いったん肥大した筋は，不動・廃用により萎縮しても再びトレーニングを行うことにより，前回のトレー

ニングより短い期間で筋肥大が起こる現象である．あたかも筋が肥大した状態を記憶しているかのようなふるまいをみせる．その期間は約10年である．

なお，筋線維数は遺伝的に決定されており，容易に増減しない．ただし，筋細胞は多核細胞であり，筋線維再生の過程において，細胞分裂が起こる場合もある（**筋線維再生説**）．

以上のタンパク質代謝，筋線維再生を賦活する因子が，**インスリン様成長因子Ⅰ**（Insulin-like Growth Factor Ⅰ：IGF-Ⅰ）である．IGF-Ⅰは，成長ホルモンの刺激により，肝臓，腎などで分泌される．機械的刺激（メカニカルストレス）により筋中でも分泌される．具体的には筋細胞内のリボソームによるタンパク質の合成を促進し，同時に筋萎縮を促す遺伝子の働きを抑制する．

運動中，代謝が活発な部分に血流が増加するため，筋は一時的に肥大する（いわゆるパンプアップ）．トレーニング後，約2時間から筋の炎症反応として腫脹が起こり，1週間から11日程度かけて組織の損傷が修復される．トレーニングの継続により長期間の肥大が起こる[14]．

4）筋肥大に影響をおよぼす因子

❶筋力トレーニング

筋力トレーニングの要素（強度，頻度，総運動量など）は筋肥大に影響をおよぼす[15]．

❷ホルモン

成長ホルモンの一種であるテストステロンの分泌は筋肥大に影響をおよぼす．思春期の男子は筋肥大の速度が速い．テストステロンはアナボリックステロイドと同様に身体に作用する．ただし，その作用は筋のタンパク質合成を補助する程度で，単独の作用で筋を肥大させることはない．

❸エネルギー摂取

筋が消費したエネルギーより摂取エネルギーが上回っていれば，同化作用[※3]が起こり，筋は肥大する．

❹タンパク質合成能

筋肥大は主に各筋細胞の成長に起因する．筋細胞のうち，骨格筋細胞は複数の核を含んでおり，核の数が増加する特異な体細胞である．トレーニング後に起こる核数の増加および筋細胞中でのタンパク質合成の増加は，十分に栄養を与えられた若年男性で約28時間という短期間で正常に戻る．

❺微細筋損傷

微細筋損傷は筋肉の成長において重要な役割を果たす可能性がある．微細筋損傷が起こると，身体は過剰な補充によって反応し，反復損傷のリスクが低減

[※3] 同化作用とは，筋中でタンパク質が合成される代謝であり，その結果，筋細胞は成長，分化し，筋全体として肥大する．

される．微細筋損傷は，遅発性筋肉痛（delayed onset muscle soreness：DOMS）とよばれる．筋がメカニカルストレスに耐性をもつには，漸増的過負荷が必要である[16]．

② トレーニングの原理

トレーニングの原理は以下の1)〜3) が一般的である．特異性の原理を換言した4つめの分散性の原理がスポーツのパフォーマンス向上に重要である．

1) 過負荷の原理（overload）

普段日常生活で体験しているよりも高い運動負荷をかけないと筋力は増大しない[17]．

- 最大筋力の20％以下のトレーニングでは筋力は低下．
- 最大筋力の20〜30％のトレーニングでは筋力維持．
- 最大筋力の40〜50％以上のトレーニングで筋力は向上する．

2) 可逆性の原理（reversibility）

トレーニングで得られた運動効果については，トレーニング継続中は維持されるが，止めると徐々に失われていく．また，運動期間が長ければ運動期間終了後に筋低下の速度は緩徐であるが，運動期間が短ければいったん増大した筋力の低下速度は急速である．

3) 特異性の原理（specificity）

トレーニング効果は内容により特異的に向上する．例えば，低速度高強度のトレーニングを行っても動作の速度が速くなるとは限らない．あるいはボディビルのように筋肥大がみられたとしても筋パワーが向上しているとは限らない．

4) 分散性の原理（variance）

運動のパフォーマンス向上に寄与する汎用性の高いトレーニングが理想的であることは自明である．しかし，特異性の原理にしたがい，一種類のトレーニングにより大きく向上する生理学的特性は一種類である．したがって，多くのスポーツ指導の場面では複合トレーニングが導入されている．また海外のジュニアスポーツのトップ選手は，スケートと自転車のようにシーズンの異なる複数の競技で活躍している．

③ トレーニングの一般原則

原理と原則の違いは理解しにくい．症例によっては適応困難な場合や，原則どうしが矛盾する場合もある．臨床では個別の対応が重要である[18]．

1) 漸進性の原則（progression of overload）

トレーニングの強度や回数は，筋力増強の進行に応じて段階的に少しずつ増加させる必要がある．第1章：❻で述べたように同一強度での長期のトレーニングは，いったん増大した筋力の低下をきたす．

2) 全面性の原則（overall）

目的に応じた筋力の要素を向上させるために他の要素もある程度向上させなければならない．例えば最大筋力の増大を目的とする場合，筋肥大，筋パワーをある程度増大させるプログラムも実施するとより効果的である．

3) 意識性の原則（awareness）

今，行っているトレーニングが何を目的にしているのか患者自身が理解することもトレーニングの効果に関係する．目標と実際の乖離をフィードバックするうえで，意識性，覚醒状態が高いほど，トレーニング効果が得られる．一方，エクササイズの場合，運動方向の転換，円滑さなどが求められ，習熟するほど自動化される．したがって，意識性，覚醒状態が高過ぎると，パフォーマンスは低下する．

4) 個別性の原則（individual, trainability）

年齢，性別，経過などの患者個人の身体的・精神的特性に合わせてトレーニングを計画する必要がある．トレーナビリティとは「トレーニングで向上可能な能力の限界」である．個人のトレーナビリティを評価することは困難であり，トレーニングという介入によってのみ推し量ることができる．

5) 継続，反復性の原則（continuance）

筋はトレーニングにより肥大し，廃用により萎縮する可逆性の原理にしたがう．またトレーニング期間が長いほど，トレーニング期間後の筋力維持期間も長くなるとの報告もある．すなわち，トレーニングの効果を増大させるためには継続的に行う必要がある．

❷ トレーニングのプログラムにおいて決定すべき項目

トレーニングのプログラムにおいて決定すべき項目は以下の4項目である．**頻度（frequency）**，**強度（intensity）**，**反復回数・休息時間（interval）**，**トレーニングの種類（type）**の頭文字をとって**FITT**とよぶ．種類については**第2章：**で詳しく述べる．決定すべき順に解説する[14]．

① 強度（intensity）

　高強度の運動における筋の代謝は無酸素的なものである．したがって強度に応じてくり返し可能な回数（Repetition Maximus：**RM**）に限界がある．
　表2に示すように，およそ20RMよりも低強度の場合，筋力強化の可能性が低下する．ただし，運動開始時の加速に筋力を必要とするので，可動域の一部の練習には役立つ．立ち上がりの離殿動作などの練習にも応用可能である．1RMの強度は，いわゆる「火事場の馬鹿力」で，筋損傷を起こすリスクが高いため，通常は中枢神経系からの抑制が働いている．大声で叫ぶことで中枢神経系からの抑制が解除されるので，トップアスリートの競技中しばしば叫ぶという方法がみられる．臨床で適応となることは少ない．
　およそ**10RMが筋力増強に適当な強度（最大筋力の80％を発揮）**とされている．10RMの測定方法は「**10回は全可動域にわたり動かすことができるが，11回目の途中で運動不能となる強度**」を実測で検索するか，任意の強度で運動させ，そのくり返し回数から推定するか，いずれかである．諸家の推定式を表3に示す．重錘，ゴムチューブを使用する場合，角度によって強度は変化する．また，これらの式には速度に関する定義もない．すべての筋に適応できる推定式はないので，あくまでも目安として設定し，同時に実測すべきである．

② 反復回数（repetition）

　強度が決定されると，同時に反復回数も決定される．骨関節疾患，心疾患など，リスク管理上やむをえず強度を低下させる場合，反復回数を増やし，休息時間を短くし，より効果的な設定を検討する．

表2 ● くり返し回数と運動強度

最大筋力（1RM）に対する割合（％）	最大反復回数	期待できる主な効果
100	1	集中力（神経系）
90	3〜4	集中力（神経系）
80	8〜10	筋肥大・筋力
70	12〜15	筋肥大・筋力
60	15〜20	筋持久力（最大敏捷に行えばパワートレーニング）
50	20〜30	筋持久力（最大敏捷に行えばパワートレーニング）
1/3	50〜60	筋持久力（最大敏捷に行えばパワートレーニング）

表3 ● 最大筋力の推定式

提唱者	推定式
Adams	1RM(kg)＝RepWt/(1−0.02RTF)
Berger	1RM(kg)＝RepWt/(1.0261−0.0262RTF)
Brown	1RM(kg)＝(RTF×0.0338＋0.9849)×RepWt
Brzycki	1RM(kg)＝RepWt/(1.0278−0.0278RTF)
Cummings & Finn	1RM(kg)＝1.175RepWt＋0.839RTF−4.29787
Kemmler et al.	1RM(kg)＝RepWt(0.988＋0.0104RTF＋0.0019RTF^2−0.0000584RTF^3)
Lander	1RM(kg)＝RepWt/(1.013−0.0267123RTF)
Lombardi	1RM(kg)＝RTF$^{0.1}$×RepWt
Mayhew et al.	1RM(kg)＝RepWt/(0.522＋0.419RTF$^{-0.055RTF}$)
O'Connor et al.	1RM(kg)＝0.025(RepWt×RTF)＋RepWt
Reynolds et al.	1RM(kg)＝RepWt/(0.551RTF$^{-0.0723RTF}$＋0.4847)
Tucker et al.	1RM(kg)＝1.139RepWt＋0.352RTF＋0.243
Wathen	1RM(kg)＝RepWt/(0.488＋0.538RTF$^{-0.075RTF}$)
Welday	1RM(kg)＝(RTF×0.0333)RepWt＋RepWt

1RM：最大筋力，　RepWt：負荷の質量，　RTF：くり返し回数．

③ 休息時間（interval）

休息時間が30秒の場合，疲労により筋力の維持が困難になり，2セット目に発揮できる筋力が低下する．2分以上の休息により，1セット目と同じ筋力が発揮できる．一方，筋肥大に重要な成長ホルモン，成長因子に注目すると，運動後60秒で最大となり，その後漸減する．すなわち，**60〜90秒が一般的な至適休息時間**である．

④ 頻度（frequency）

至適頻度は2〜3回とする報告が多い．強度と同様に頻度を増やすことにより筋中のタンパク質が利用される．**このタンパク質合成能の限界がおよそ3回で**ある．1，3，6回の比較では，1回と3回の間に有意差を認め，3回と6回の間には差がなかったとの先行研究がある．

3 動作特異性と筋収縮の形態

① 等張性収縮（isotonic contraction）

全可動域にわたり筋の張力を一定に調節した運動である．自然界では運動中

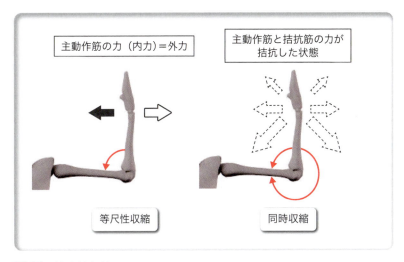

図11●静止性収縮

の関節角度により抵抗が変化するため，厳密には等張になりえない．ウエイトスタックマシン（**第2章：❻**で後述）などを使用した場合，等張性収縮に近い状態となる．

② 等尺性収縮（isometric contraction）

筋長が変化しない筋収縮を指す．速度–張力関係により最大筋力を発生する（**図6**）．そのため筋肥大に有効なトレーニングである．

長さ・張力関係にしたがい，全可動域の中間付近で最大等尺性筋力を示す（**図2**）．見かけ上，静止状態の筋収縮を**静止性収縮**とよぶ（**図11**）．これには**等尺性収縮**，すなわち外力と主動作筋の力（内力）が拮抗した状態と，**同時収縮**，すなわち主動作筋と拮抗筋の力が拮抗した状態とがある．最大等尺性筋力を発揮中，筋中の血管は圧迫される．その結果，筋収縮は無酸素的なものとなる．

筋力の上昇率は運動のときの関節角度でのみ有意に高くなるといわれる．すなわち，等尺運動はさまざまな角度で行い，可能なら等張運動と組合わせるとよい．

③ 等速性収縮（isokinetic contraction）

全可動域にわたり筋の収縮速度を一定に調節した運動で特殊な機械を使用したときに可能となる．

運動方向による分類は，

①**短縮性収縮，求心性収縮**（concentric contraction）：筋が収縮しながら短縮する

②伸張性収縮，遠心性収縮（eccentric contraction）：筋が収縮しながら伸張される

となる．求心性等張運動と遠心性等張運動における最大筋力の比較では，遠心性等張運動の方が高くなる（図3）．

筋持久力増強のメカニズム

筋持久力とは，筋活動を持続する能力である．筋持久力を規定する生理学的要因は，

① **筋内部のエネルギー源**
② **筋への酸素運搬能力**
③ **筋の酸素摂取能力**
④ **神経系の機能**

である[19]．これらを向上させることにより，筋持久力の増強が期待できる．

① 筋内部のエネルギー源

筋細胞内では**アデノシン三リン酸（ATP）**が，**アデノシン二リン酸（ADP）**とエネルギーに分解される．これを筋収縮のエネルギー源としている．はじめのうちはADPは**クレアチンリン酸（CP）**と結合して，ATPが再合成される．CPはATPと比較して減少が速いが，運動後3〜5分で運動前の状態まで回復する．しかし，高強度の運動においては**約7.7秒でCPは枯渇する**ため，供給が

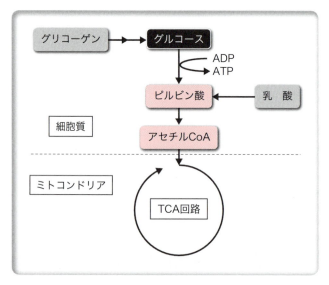

図12●解糖系

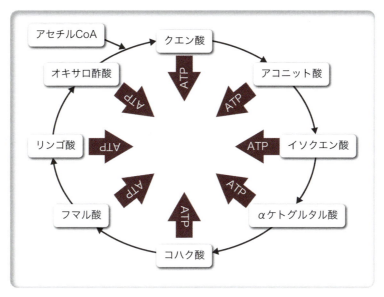

図13 ● 筋内部のエネルギー代謝（TCA回路）

追いつかない．CPに続いて筋中のグリコーゲンが分解されグルコースとなる．グルコースは糖質の1つであり，糖を分解する過程でATPを合成する**解糖系**とよばれる代謝に使われる（図12）．解糖系では代謝産物として乳酸を発生する．さらに長時間，ATPを再合成するには**TCA回路**への酸素の供給が必要となる（図13）．乳酸はTCA回路のエネルギー源として利用されるが，発生が代謝（利用）を上回ると，筋中に蓄積する．その結果，血中pHは低下し（酸性化），筋の収縮率，神経伝達，血行の低下をきたす．最終的に筋収縮の持続が困難となる．乳酸は代謝の中間物質であり筋疲労に関与するが，疲労物質ではない．また，筋小胞体のCa^{2+}のポンプ機能低下も筋疲労に関与する．

② 筋への酸素運搬能力

　TCA回路では効率よくATPが産生されるが，大量に酸素を必要とする．筋への酸素の運搬は血流によるものである．血流量は血管の発達に依存し，血管はトレーニングにより発達する．しかし，60〜70％を超える高強度のトレーニングにおいては，筋収縮に伴う内圧の上昇により血行は遮断されるため，血流量増大のための有効なトレーニングでは強度を下げて実施する．

③ 筋の酸素摂取能力

　筋の酸素摂取能力は血流量と動静脈酸素較差の積であらわされる．最大筋力の33％の強度の際，筋の酸素摂取量は最大となる（図14）．筋力トレーニング

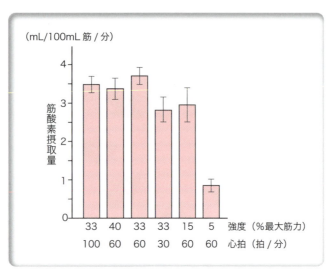

図14●運動強度と酸素摂取能力[20]

の効果の1つとして，筋への血管が発達し，血行が増加する．その結果，FG線維の収縮持続時間が延長し，FOG線維（中間筋ともよばれる強い力を長時間発揮できる特異な筋線維）のような変化を示すといった報告もある．一方，ボディビルのような最大等尺性収縮は，筋中の深部で阻血を惹起するため，筋肥大には生理的な限界があるといった説もある．

④ 神経系の機能

疲労には前述の末梢性の要因（筋側の要因）に加え，中枢性の要因（神経側の要因）がある．一般に末梢性の要因の方が早く発現するが，神経筋単位（NMU）の発火頻度の減少，低周波化などの神経系の疲労も早いうちから認める．

1）中枢性疲労

神経駆動の減弱，運動意識実行力の減弱，機能する運動単位数減少，運動単位の発射頻度減少

2）末梢性疲労

筋内部のエネルギー源枯渇などによる筋張力発生の減衰，神経−筋伝達機能低下

⑤ 筋パワー増強のメカニズム

筋パワーは筋力と運動速度の積であらわされる．筋張力と収縮速度の関係（図6）にしたがうと，筋パワーが最大となるのは最大速度の1/3といわれている．特異性の原理にしたがえば，筋パワーを上げたければこの速度でトレーニング

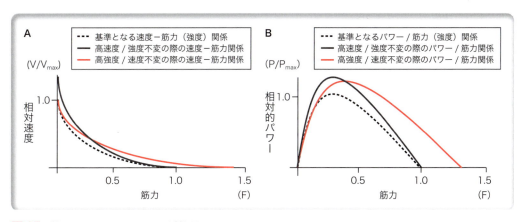

図15 ● 筋パワーのトレーニング効果

F：力，V/V$_{max}$：相対速度（速度／最大速度），P/P$_{max}$：相対的パワー（力×速度／最大パワー）．

すればよいはずである．しかし，この速度でのトレーニングが筋パワーの向上に最適であるとは限らない．筋力と運動速度，いずれを増大させたトレーニングで筋パワーの増大が見込めるのか比較した報告がある．低強度での高速トレーニングでは筋力の増大は少なく，最大パワーは低強度での筋パワーのみ増大した（図15）[14]．一方，高強度での低速トレーニングでは筋力の増大と同時に高強度での速度の増大も認めた．すなわち，高強度での低速トレーニングでは，高い筋パワーを発揮できる負荷の範囲が高強度側に拡大し，スポーツパフォーマンスの向上が期待できる．

トレーニング効果の速度特異性は，中枢神経の適応機構と考えられ，トレーニングした速度で著明な筋力増強効果がみられる．すなわち高速トレーニングにおいては高速域＞低速域で筋力増強効果がみられ，低速トレーニングにおいては低速域でのみ筋力増強効果がみられる[14]．したがって臨床でトレーニングをプログラムする際，その順序を考慮する必要がある．

6 筋力トレーニングの方法および特性

① 筋力トレーニングの方法

1）短時間等尺運動

短時間等尺運動（muscle setting）は，Hettinger（ヘティンガー）とMüller（ミューラー）により考案された方法である．

動かないように固定した抵抗に抗して5〜6秒間の最大筋力による収縮をくり返し行う．この最大筋力は生理的な限界を意味しており，随意的な努力のほぼ

表4 ● 諸家の漸増抵抗運動

提唱者	方法	備考
DeLomeの漸増抵抗運動（DeLomeの原法）	10RMの10％の力で10回反復運動 10RMの20％の力で10回反復運動 10RMの30％の力で10回反復運動 10RMの40％の力で10回反復運動 10RMの50％の力で10回反復運動 10RMの60％の力で10回反復運動 10RMの70％の力で10回反復運動 10RMの80％の力で10回反復運動 10RMの90％の力で10回反復運動 10RMの100％の力で10回反復運動	1段階ごとに2〜4分休息をとらせてもよい． 1週間のうち5日間トレーニングする．10RMを毎週1回計測する．
DeLome, Watkinsの方法	10RMの50％の力で10回反復運動 10RMの75％の力で10回反復運動 10RMの100％の力で10回反復運動	
McMorris, Elkinsの方法	10RMの25％の力で10回反復運動 10RMの50％の力で10回反復運動 10RMの75％の力で10回反復運動 10RMの100％の力で10回反復運動	1日1回，週5日行う． 12週以上にわたり毎週5％の筋力増強を得たとの報告あり．
McGovern, Luscombeの方法	10RMの50％の力で5回反復運動 10RMの100％の力で10回反復運動	DeLomeの原法と同じ効果で，疲労は少ないとの報告あり．

文献21をもとに作成．

100％の強度であるため，実施が可能となるのは熟練者に限られる．また近年の知見では，トレーニング効果が得られる時間は1セットにつき80〜100秒とされている．

この方法は，痛み，ギプスによる関節固定などによって四肢体幹の関節を動かすことができない場合に用いられる．筋力増強というよりも，筋力の維持，廃用症候群の防止，下肢の循環改善に用いられる．大腿四頭筋のなかでも内側広筋斜走線維のみ，Type II 線維が多く含まれており，膝関節疾患，外傷後の筋萎縮が最も顕著であるため，この方法が使われることが多い．特に高齢者では方法の学習が困難な場合があり，膝蓋骨の誘導などの指導が必要となる．

2）漸増抵抗運動（Progressive Resistive Exercise：PRE）

軽度の負荷から最終的に最大負荷を与える方法である．最大負荷の前段階の収縮は神経筋系に準備的な調整効果をもつといわれる（表4）[1]．

3）漸減抵抗運動

漸減抵抗運動は，疲労に応じて強度を下げ，筋の最大限の仕事を行わせようとするものである（表5）．

表5 ● 諸家の漸減抵抗運動

	方 法	備考
オックスフォード法	10RMの100％の力で10回反復運動 10RMから1ポンド減少させた力で10回反復運動 10RMから2ポンド減少させた力で10回反復運動 10RMから3ポンド減少させた力で10回反復運動 10RMから4ポンド減少させた力で10回反復運動 10RMから5ポンド減少させた力で10回反復運動 10RMから6ポンド減少させた力で10回反復運動 10RMから7ポンド減少させた力で10回反復運動 10RMから8ポンド減少させた力で10回反復運動 10RMから9ポンド減少させた力で10回反復運動	翌日には前日の10RMに1ポンド（約0.45kg）を加算し，それをその日の10RMとし前日と同じトレーニングを行う．
Zinovieffの方法（DeLomeの原法と正反対）	10RMの100％の力で10回反復運動 10RMの90％の力で10回反復運動 10RMの80％の力で10回反復運動 10RMの70％の力で10回反復運動 10RMの60％の力で10回反復運動 10RMの50％の力で10回反復運動 10RMの40％の力で10回反復運動 10RMの30％の力で10回反復運動 10RMの20％の力で10回反復運動 10RMの10％の力で10回反復運動	DeLomeの原法と正反対．
McGovern, Luscombeの方法	10RMの100％の力で10回反復運動 10RMの75％の力で10回反復運動 10RMの50％の力で10回反復運動	

文献21をもとに作成．

② トレーニング方法の特性

1）力学特性

自然界にはトレーニングに利用可能な力源として重力，慣性力，弾性力，粘性力があげられる（表6）．

❶重力，慣性力

重力を利用したトレーニングにはフリーウエイト法やウエイトスタックマシン，自重トレーニングなどがある．

ヒトの関節運動は関節を軸とした角運動である．一方，重力による抗力は鉛

表6 ● トレーニングに利用される力源

力源	特性	エネルギー保存
重力，慣性力（重錘，自重）	質量，加速度に比例	○
弾性力（ゴム，ばね）	伸張された長さに比例	○
粘性力（油圧マシン，水中運動）	速度，流体の密度に比例	×

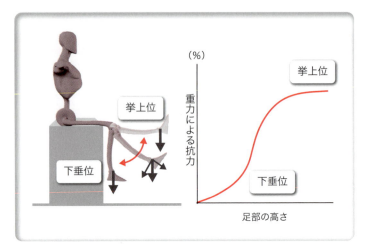

図16 ● 重力,慣性力を利用した負荷

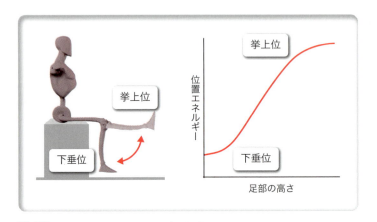

図17 ● 抗重力運動のエネルギー保存

直下向きであるため,常に強度が変化していることを理解すべきである(図16).また,重力に抗して挙上された腕,脚には位置エネルギーとして力学的エネルギーが保存されている(図17).挙上の後,脱力すれば,位置エネルギーは振り下ろされた腕,脚の運動エネルギーとして保存され,衝突などの危険が生じる.開始肢位でゆっくり下ろして静止させることは位置エネルギーを負の仕事,すなわち筋の伸張性収縮によって相殺したと考えられる.このように,重力を利用したトレーニングは,求心性/遠心性トレーニングのセットで行っていることも理解すべきである.

慣性力は加速度に依存し,速い運動で事故のリスクが生じるため,スポーツ動作では注意が必要な点である.スポーツ動作では慣性力を利用すべき場面がある反面,野球のフォロースルーの際に肩関節の障害などが生じることもあり,慣性力は制御すべき存在となる.

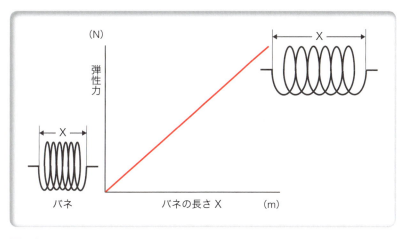

図18●Hookの法則

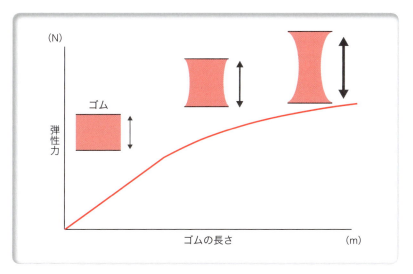

図19●弾性体の変形と弾性係数の減衰

❷弾性力

　弾性力を利用したトレーニングにはバネを利用した機器やチューブトレーニングなどがある．弾性力は弾性係数とゴム，バネが伸びた長さに依存する（Hookの法則）（図18）．ゴム，バネが伸びるにしたがって（筋が短縮するにしたがって），強度が増大する[22]．ただし，これは抗力の方向が一定である条件の場合であり，実際の臨床では常に強度が変化している．すなわち抗力の制御においては，その方向（ゴム，バネの固定点）が重要となる（図19）．ゴム，バネの弾性係数も変形に伴い減衰している．また，伸ばされたバネ，ゴムに弾性エネルギーが保存される点は位置エネルギーと同様である．したがって，遠心性トレーニングの際，事故のリスクが生じる．

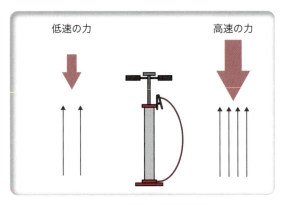

図20●粘性抵抗は速度に依存する

❸粘性力

　粘性力を利用したトレーニングには油圧，空圧シリンダ（例：自転車の空気入れ，図20）が必要となるので主にマシントレーニングで使用される．粘性力は速度に依存する（速い運動ではこれに慣性力，すなわち速度の二乗に比例した抗力が加わる）．したがって，設定速度あるいは目標速度で運動できることが条件となる．また，力学的エネルギーは保存されないので，リスク管理の面からは有用なトレーニングだが，遠心性の運動は伴わないので，メカニカルストレスを目的としたトレーニングには不適である．粘性力を利用したトレーニングは，屈曲／伸展，あるいは内転／外転，内旋／外旋の交互運動を行っていることも理解すべきである．

2）マシントレーニング

　従来，理学療法士の養成課程では，マシントレーニングは重要視されていなかった．しかし最近では，臨床，健康増進，介護予防の現場では徐々にトレーニングマシンの導入事例は増えている．マシンの特性を理解し，効果的な利用が望まれる．

❶ウエイトスタックマシン

　ウエイトスタックマシンは，滑車と重錘の組合せで等張運動（isotonic training）を実現している．最もポピュラーなマシンだが，運動の種類の数だけマシンを設置する必要がある．また，運動範囲，速度も規定できない．強度を設定する際，

　　①全可動域にわたり運動が可能なこと
　　②運動開始時に急加速させない，反動をつけない
　　③遠心性の運動の際，脱力させない

などの指導が重要である．

　一般的なマシンの種類は十数種ある（図21〜図33）．

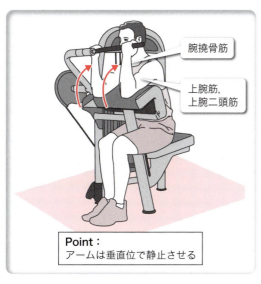

図21●プリチャーカールマシン

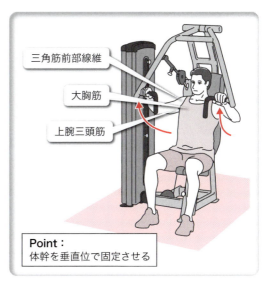

図22●チェストプレスマシン

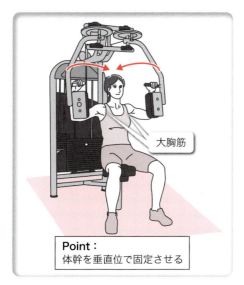

図23●バタフライマシン

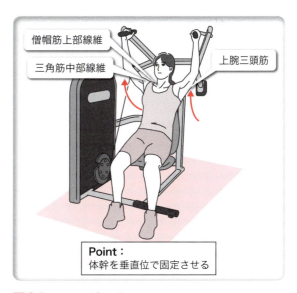

図24●ショルダープレスマシン

❷空圧・油圧マシン,電磁ブレーキマシン,等速性運動機器(isokinetic machine)

　1970年,油圧マシンの最初のモデル,サイベック(Cybex)が発売されて以来,多種多様な機器が国内外で利用されてきた.空圧と油圧の違いは発生する抗力にもとづく.すなわち油は空気より密度が高いので,より大きな抗力を発揮する.したがって,油圧マシンは健常者,特に選手向きである.

　空圧・油圧による粘性抵抗は速度に依存するため,最大速度を規定できる反面,その速度に達しない運動においては抗力が極端に低い.すなわち等速性に習熟してのみ,目標とするトレーニングが可能となる.また,力学的エネルギー

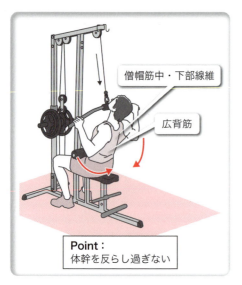

図25●ラットプルダウンマシン

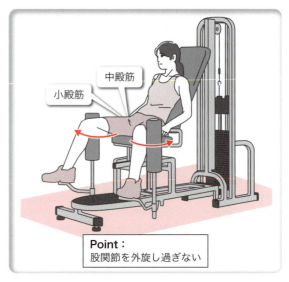

図26●アブダクションマシン

この図と逆の動きで内転筋群を鍛えるアダクションマシンというものもある．

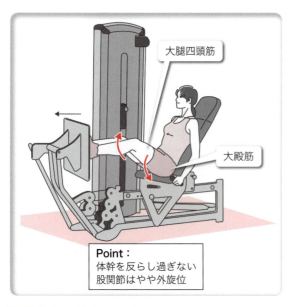

図27●レッグプレスマシン

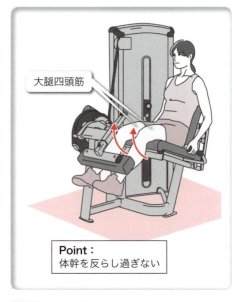

図28●レッグエクステンションマシン

　が保存されないため，低い事故のリスクで往復運動が可能である．しかし，1990年代以降，油圧マシンに替わって電磁ブレーキマシンが，等速性運動機器の主流となった．この装置はサーボモータをコンピューターで制御し，擬似的に油圧マシンと同様の運動を行えるばかりでなく，短縮性/伸張性運動の強度も任意に制御できる．

　一方，等速性運動が自然界には存在しないため，これらのマシンについて，スポーツへの利用価値が疑問視されている．また，厳密には加速域，減速域は

❻ 筋力トレーニングの方法および特性

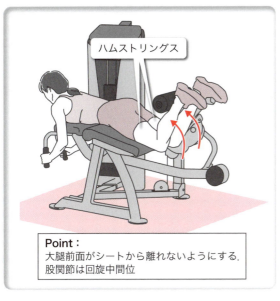

図29● レッグカールマシン

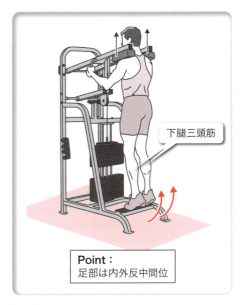

図30● カーフレイズマシン

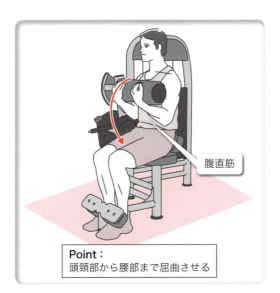

図31● アブドミナルクランチマシン

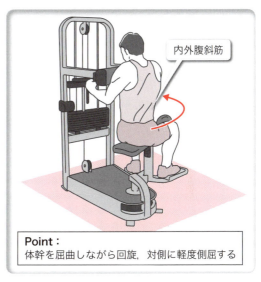

図32● トルソローテーションマシン

存在するので，特に運動範囲が狭い関節において等速域はさらに狭くなっているが，トレーニングの際の角速度，角度，強度を同時に記録できる点で，筋力測定装置として有用性が認められている[23]．

❸等速性運動機器による筋力測定

①計測前にウォームアップとして，自転車エルゴメータなどを使用し，5〜10分間の低強度の運動を行わせる．

②角速度の設定は低速，中速，高速の3種類とするのが一般的である．低速，

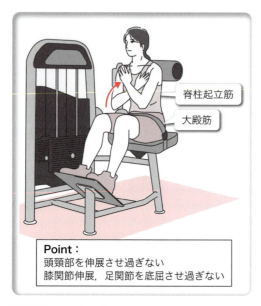

図33●バックエクステンションマシン

Point：
頭頸部を伸展させ過ぎない
膝関節伸展，足関節を底屈させ過ぎない

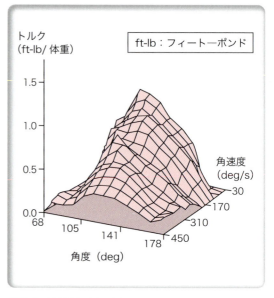

図34●等速性筋力測定のパラメータ

筋力（トルク，縦軸）は，角度（筋長，横軸），および角速度（短縮速度，奥行）の2つの要因に規定される．ヒトの発揮できる最大筋力は図の山形の領域内で発揮される．この領域は広大であるので，一部の範囲でのみの特異的なトレーニングでは，日常生活やスポーツ動作に役立てるには不十分である．文献24をもとに作成．

中速，高速の比較により発生できるトルク（筋張力×関節から筋の付着部までの距離，関節モーメントとほぼ同じもの）の範囲，すなわち速度/角度/張力関係を推定することができる（図34）．最大筋力の測定は，低速度にて実施する．設定角速度として60（deg/s）を推奨する機器メーカーが多い．30（deg/s）以下での計測も可能だが，靭帯などの軟部組織損傷においては関節不安定性のリスクを有しており，再損傷のリスク管理が困難な症例もある．

高速にて実施する場合の設定角速度は180，あるいは240，300（deg/s）が推奨されている．注意すべきは，高速になるほど，設定された角速度での運動が困難になる点である．したがって，結果にばらつきが生じ，信頼性，再現性が低下する（図35）．高速での計測の意義として，疲労の指標となる点があげられる．疲労指数＝（最後の5回の力積）/（最初の5回の力積）と定義している機器もある（図36）[25]．中速にて実施する場合，設定角速度は高速の設定に合わせて120，あるいは180（deg/s）の低速と高速の中間の速度が推奨されている．

③等速性運動は特殊な運動様式であるため，再現性に問題を生じることがある．すなわち運動開始時には測定方法に習熟していないので，測定するたびに出力（筋力）が増大することもある．この結果は慣れ（運動様式への適応）なのか，筋力増強効果なのか，解釈が測定者によって分かれることもあるが，

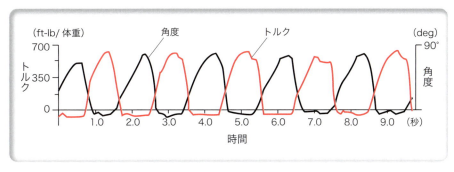

図35● 高速角速度における筋力測定と再現性

設定角速度180（deg/s）における膝関節伸展（大腿四頭筋）におけるトルクと角度の変化をあらわしている．計測装置の設定上，設定速度に到達するまで無負荷の状態となる．5回の計測中，毎回，角度の波形が少しずつ異なることがわかる．すなわち負荷の加わり方が変化しているため，発生するトルクも変化している．これは過大な負荷による筋損傷などの事故防止のためにも必要な設定である．

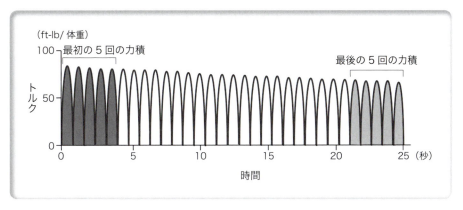

図36● 疲労指数の一例

設定角速度180（deg/s）における30回の膝関節伸展におけるトルクをあらわしている．1つの山が1回のトルクカーブであり，その面積，すなわち力積は大腿四頭筋が行った仕事量をあらわしている．筋力が強い被験者ほど筋持久力も高くなるため，同一被験者のトレーニング効果を検証する際には有効な方法だが，他の被験者との比較には適当でない．したがって，臨床では仕事量の減衰率をあらわす指標として，力積比を適用している．

少なくとも十分な予行が必要であることは議論の余地がない．

❹ 単関節運動と複合運動

単関節運動は，トレーニングを行う筋が明確である反面，日常生活，スポーツでは経験することが少ない．動作の特異性の面から複合運動[※4]，プレスマシン，サイクルマシン（バイク）が開発された（図37）．複合運動を行う装置には電磁ブレーキ，油圧ブレーキ，摩擦ブレーキ，ウエイトスタックなど，多様な方式がある．

例えば大腿四頭筋の場合，レッグプレスマシン，レッグエクステンションマシンを使用する．レッグエクステンションマシンは単関節運動，レッグプレス

[※4] 一般的な関節の構造として，筋は関節を介して隣接する2つの骨を連結し，その距離を短縮させて関節運動を起こす．これを単関節運動という．例外的な二関節筋，多関節筋も存在する．これらの筋による同時に2つ以上の関節運動では，単関節運動より出力が低下する．

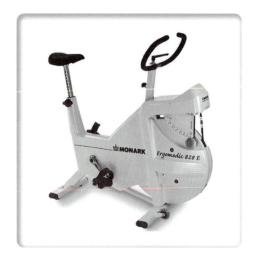

図37●複合運動の例（自転車エルゴメータ）
Monark 828E. 文献26より引用.

マシンは複合運動で大腿四頭筋の強化を図る．二律背反な命題であるが，複合運動は神経生理学的に空間的加重（spatial summation）が得られ，より大きな筋力が発生する（図38）．さらに実際の動作が反映される反面，トレーニングを行う筋をピンポイントで強化することが困難になる．レッグプレスマシンの場合，シートの角度，足関節の角度によって大腿四頭筋以外の筋の働きやすさが変化する（図39）．すなわち運動中，強い筋によって代償が起こっても運動は遂行できるため，代償動作のみのトレーニングを行っている可能性がある点も注意が必要である．

3）水中トレーニング

水の密度は空気の約1,000倍，1m³の質量は約1tである．水中での運動は，水を押す，あるいは引くため，抗力（負荷，抵抗）が発生する．ここではこの抗力を利用した水中トレーニングを，基本的な水中力学とともに解説する．また，水圧，水温などによって影響を受ける人体の生理学的な変化が有酸素運動に応用されるが，他の専門書を参照いただきたい．

❶水中運動と抵抗

水中運動において身体にかかる水の抗力（F_D）は以下の式であらわされる．

$$F_D = C_D \frac{1}{2} \rho V^2 A$$

ただし，C_Dは抗力係数，ρは流体密度，Vは速度，Aは運動方向と直行する身体の投影面積をあらわす．C_Dは物体の形状に依存し，ρは水ではほぼ1である．

抗力（抵抗）は，以下の4つに分類される．

①**粘性抵抗**：流線型の物体のC_D値は低く，複雑な形状の物体のC_D値は高い．進行方向と平行に手掌面を向けて腕を振った場合と進行方向と垂直に手掌面

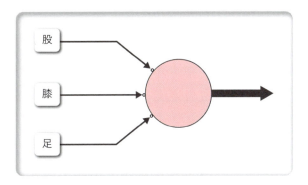

図38 ● 複合運動と空間的加重

強い筋収縮は，多くのNMUの発火（興奮）によって起こる．筋収縮が起こるか否かは悉無率（全か無かの法則）にしたがう．複数の筋のNMUが発火することにより，隣接する関節の筋同士の興奮レベルが高まった状態となり，収縮が起こる閾値に達する．PNFの神経生理学的論拠の1つにもなっている．

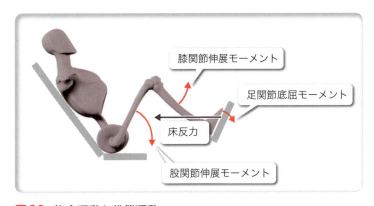

図39 ● 複合運動と代償運動

レッグプレスの主目的は膝関節伸展の筋力トレーニングのはずだが，図のように股関節伸展，あるいは足関節底屈によってもフットプレートは押すことができる．すなわち外見のみでは目的の筋力トレーニングが実施できているとは限らない．

を向けて腕を振った場合では，明らかに後者の抗力が大きい（図40）．
②渦流抵抗：水中で身体を動かすと，身体の後方には渦流が発生する（図41）．渦流は身体を後方に吸引するかのように働く．実際の渦流抵抗を正確に計測することは困難である．例えば，水中歩行の場合，大腿の動きによって発生した渦流の中で下腿を動かし，下腿の動きによって発生した渦流の中で足部を動かしている．同時に末梢部の動きでつくられた渦流の中で中枢部の体節は動いている．工学的手法として以上のような複雑な計算は理論的に可能であるが，日常臨床で利用できるレベルではない．
③造波抵抗：水面での波の発生に伴い，抗力が生じる．造波抵抗も速度の二乗と身体の投影面積との積に比例する．
④摩擦抵抗：身体と水の間に生じる摩擦力であり，水着の素材などの影響を受

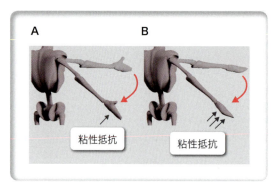

図40● 粘性抵抗は投影面積に比例する

A）進行方向と平行に手掌面を向けて腕を振った場合．B）進行方向と垂直に手掌面を向けて腕を振った場合．

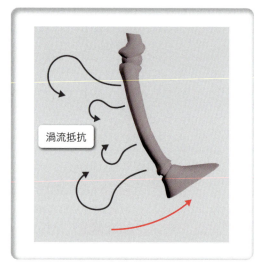

図41● 水中運動では身体後方に渦流が発生する

ける．ただし，抗力全体の約8％であり，競泳などの高速な運動を除いて，その影響は大きくない．

❷浮力と回転モーメント

　陸上とは異なり，水中では，外力として浮力が加わる．浮力は，その物体が排除した体積に相当する液体の重さに等しく，上向きに働く．したがって，身体の受ける浮力は水深によって変化する（表7）．均質な物体であれば単純に重力と浮力の関係で浮き沈みが決定する．すなわち浮力の方が大きい場合浮き，重力の方が大きい場合沈む．身体は均質ではなく，骨と筋肉に富む下肢は沈みやすく，胸郭は肺中の空気により浮きやすい．したがって浮力の中心である浮心と重心は一致せず，身体は回転する（図42）．この回転モーメントは，立位においては小さく，仰臥位では大きい．逆にこの回転モーメントを利用し，後述するコア（体幹）トレーニングを行うことも可能である．

❸水中トレーニングの方法

　水中トレーニングにおいて，強度に最も影響をおよぼす要因は速度である．全可動域にわたり可能な限り速く動かすことで最大の抗力が得られる．ただし，可動域の終末では停止させる．速い速度の往復運動であるので，バリスティックな，すなわち瞬発的で運動開始時のみの抵抗運動（第2章：❻-③-1)-❷参照）とならないよう口頭指示を与える．

　各関節周囲筋のトレーニングについて難易度別に示す（図43～図54）．

❹機器・器具を使った水中トレーニング

　フィン類の使用は，投影面積と抗力係数の増大によるトレーニング強度の調節を目的としている（渦流抵抗，造波抵抗は，形状が複雑になるにつれ増大す

❻ 筋力トレーニングの方法および特性

表7 ● 水深と免荷量（浮力）

水深	免荷量（体重比）
鎖骨部	ほとんど体重を感じない
剣状突起部	70％
臍部	40〜50％
恥骨部	20％
大腿部	10％
下腿部まで	免荷はほとんどない

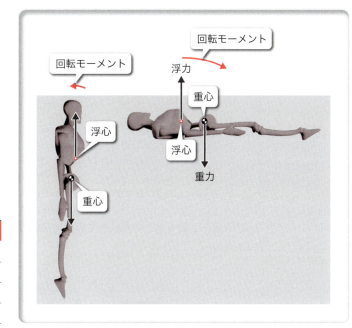

図42 ● 浮心と回転モーメント

水中の回転モーメントは，立位においては小さく，仰臥位では大きい．

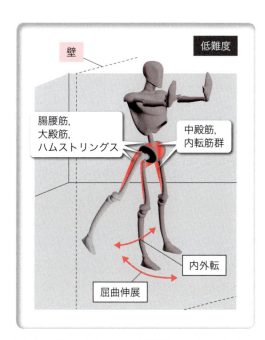

図43 ● 壁に手を着いて股関節周囲筋の水中トレーニング

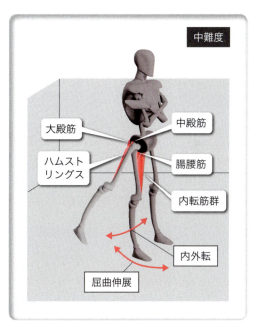

図44 ● 立位で股関節周囲筋の水中トレーニング

る）．フィンの種類は，パドル，オールなど握って使用するタイプと，フィンを四肢に装着するタイプに大別される．前者は，水中で振って上肢のレジスタンストレーニングに使用する場合と，水中歩行の際，把持することで牽引力を生

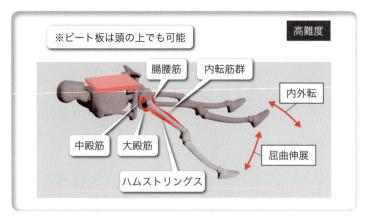

図45●ビート板をもって仰臥位で股関節周囲筋の水中トレーニング
体幹筋のトレーニング効果も期待できる．

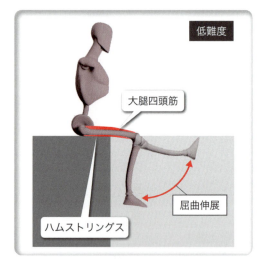

図46●プールサイドに座って膝関節周囲筋の水中トレーニング

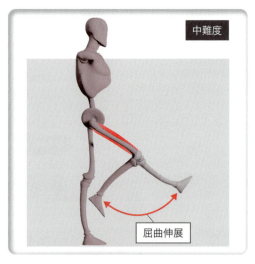

図47●立位で膝関節周囲筋の水中トレーニング

み出し全身の筋への負荷として使用する場合がある．後者については，手部にミトンやグローブ，下腿・足部にフィンなど，四肢末梢部に装着して，四肢のレジスタンストレーニングに使用する（図55）．ブーツ型のフィンを装着した水中歩行により，股関節屈曲筋，膝関節伸展筋，足関節背屈筋のトレーニング効果が期待できる．加えて水流発生装置を用いて，前方より水流を加えることで，相対速度を増大させ，さらなるトレーニング効果を生み出すこともできる．また，浮力を抵抗として利用する器具にヘルパー，ヌードルなどがある．

❺バドラガツ法（Bad Ragaz Ring Method）

1957年，ドイツ人医師Knupfer（クニュプファー）が開発し，Ipsen（イプセン）によってバドラガツに紹介された水中運動療法が，現在のバドラガツ法の原型である．後に，浮き輪を用

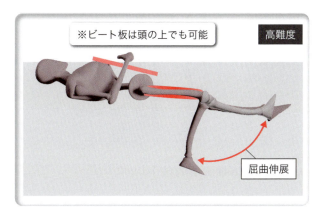

図48●ビート板をもって仰臥位で膝関節周囲筋の水中トレーニング

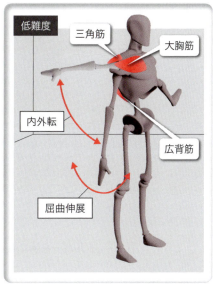

図49●壁に片手を着いて肩関節周囲筋の水中トレーニング

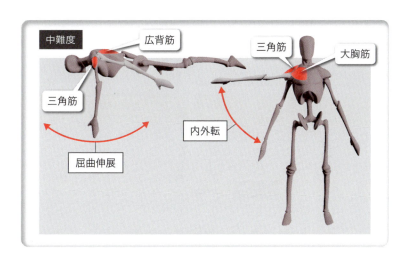

図50●伏臥位および立位での肩関節周囲筋の水中トレーニング

いて頭頸部，骨盤，下肢の3点を支持した姿勢での水平方向の運動に改良された（図56）．しばしば，バドラガツ法は水中PNF（固有受容器神経筋促通手技，詳しくは第2章：❻-②-7）で後述）と称されている．バドラガツ法はPNFの治療原理を数多く取り入れているうえに，流体の特性を利用した方法に発展させている．例えば，陸上のPNFでは，体幹はベッド上で安定した状態で，四肢の抵抗運動を行う．一方水中では，体幹が固定されておらず，固定のための筋活動が必要となる．

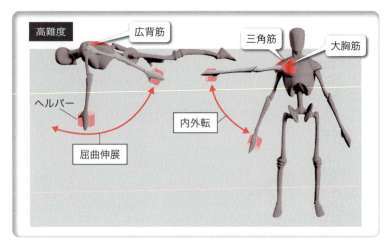

図51●ヘルパーを手にもって伏臥位で肩関節周囲筋の水中トレーニング

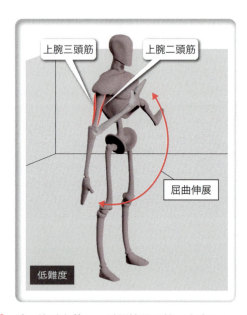

図52●壁に片手を着いて肘関節周囲筋の水中トレーニング

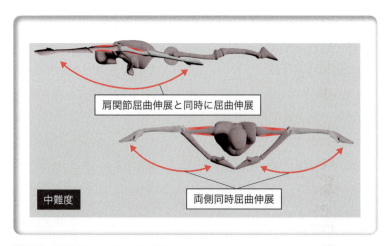

図53●伏臥位で肘関節周囲筋の水中トレーニング

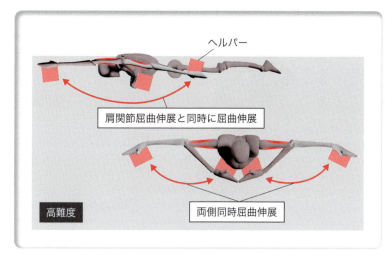

図54●ヘルパーを手にもって伏臥位で肘関節周囲筋の水中トレーニング

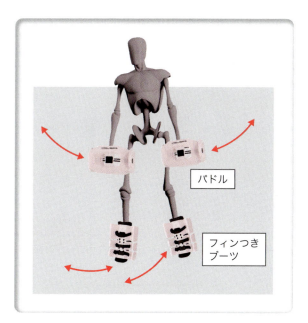

図55●フィン，パドルを利用した水中トレーニング
（例：Hydro Tone®）

4）電気刺激による筋力増強

　電気刺激（Electrical Muscular Stimulation：EMS）の理学療法への応用は古くから行われてきた．EMSにより，中枢神経系からの刺激に関係なく筋収縮が得られる．筋萎縮防止を目的としたEMSは低周波療法とよばれる．脊髄損傷の機能再建を目的としたEMSは機能的電気刺激（Functional Electrical Stimulation：FES）とよばれ，筋中への埋め込み電極が開発された[27]．脳卒中などの機能再建を目的としたEMSは治療的電気刺激（Therapeutic Electrical

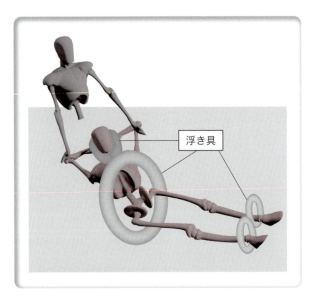

図56● バドラガツ法

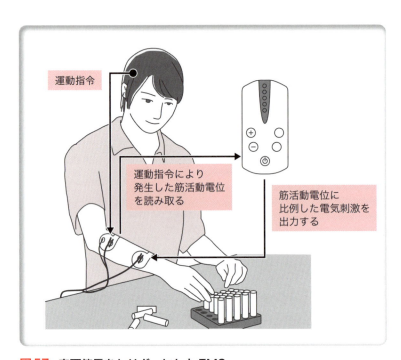

図57● 表面筋電をトリガーにしたEMS

Stimulation：TES）とよばれ，臨床で使用されてきた．EMSによる筋収縮は随意的筋収縮に比べて低い．フィードバックを増強するため，表面筋電をトリガーにしたEMSも製品化されている（図57）．

5）自重トレーニング

自重トレーニングとは，器具を使用せず，自らの体重を負荷に利用するトレー

ニング方法である[17]．スクワット，腕立て伏せ，ランジ，腹筋運動など，一般的なものも多い．一方，複合運動でもあるので，ターゲットとする筋にかかる強度は不明確となる．

スポーツの現場では，正しいフォームにこだわる．**「正しいフォーム」とは，「代償動作を防止する」と同義**と考えてよい．特に自重トレーニングにおいてフォームが崩れた状態では，トレーニングの目的は達成できない．

❶ CKCトレーニングとOKCトレーニング

運動連鎖（Kinetic Chain）の概念は1875年まで遡る．1955年，Steindler（スタインドラー）は**開運動連鎖**（Open Kinetic Chain：**OKC**）の定義を「四肢の最遠位に位置する体節の動きが自由」，**閉運動連鎖**（Closed Kinetic Chain：**CKC**）の定義を「最遠位の体節に動きを制限する負荷がかけられた状態」とした[28]．例えば上腕二頭筋の場合，CKCトレーニングでは懸垂運動（チンニング，chinning），OKCトレーニングではダンベルを使用するプリチャーカール（Biceps Curl）が代表的な方法である（図21）．

単関節運動，複合運動，それぞれの利点欠点は**第2章：❻-②-2)-❹**で示したが，OKCとCKCの視点で運動をとらえた場合に，CKCトレーニングにおける筋の逆作用（reverse action）がある．一般に筋収縮により，プリチャーカールのように起始に停止が近づくことを作用，懸垂運動のように停止に起始が近づくことを筋の逆作用と定義する．筋の逆作用によって生理学的に筋張力の特異的変化が現れるのではない．

EllenbeckerはCKCトレーニングとOKCトレーニングの特徴を**表8**に平易にまとめている．CKCトレーニングをエクササイズと考える研究者もいる．曖昧な定義にしたがうと足底を接地したトレーニングはすべてCKCとなってしまうので，本書ではSteindlerにしたがいトレーニングとして解説する．**第2章：❶-①-1)-❸**の筋収縮と関節間力の項で示したように，膝前十字靱帯損傷では，大腿四頭筋の筋張力が関節の剪断力として働くことが，脱臼や機能障害の原因となる．例えばフォワードランジ（後述）のようなCKCトレーニングではハム

表8●OKCとCKCの特徴

	OKC	CKC
運動方向	回転方向	直線方向
自由度	1度	多度
体節間の運動	一方を固定	双方が運動
次元	二次元（平面）	三次元（空間）
筋活動	働筋と固定筋	すべて働筋
パターン	特異的	機能的

ストリングス，前脛骨筋，ヒラメ筋などの脛骨に付着する複数の筋が収縮するため，剪断力は減少する．すなわちリスクの少ない環境でのトレーニングが可能になる．しかし，関節角度により筋張力のベクトルは変化するため，正しいフォームで行うには，鏡，あるいは理学療法士の口頭指示によるフィードバックが必要である（第3章で詳述）．

❷下肢のCKCトレーニングの方法

しゃがみこむ，中腰でバランスをとる，という動作のバリエーションが基本である（図58～図62）．ここで図示した以外にもドロップジャンプという方法もある（第2章：❻-③-1)-❷で後述）．

❸上肢のCKCトレーニングの方法

プッシュアップ（腕立て伏せ）のバリエーションが基本である．大胸筋，小

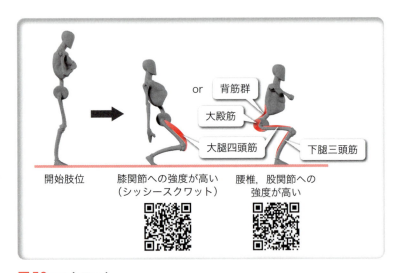

図58●スクワット
強度はしゃがみ込む角度に依存する．

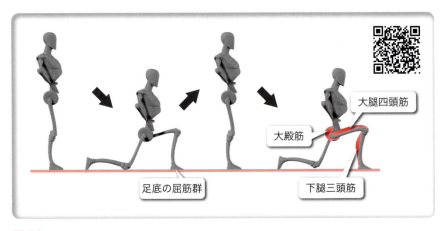

図59●フォワードランジ

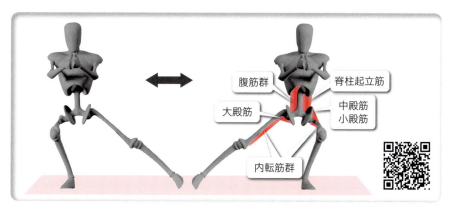

図60●サイドランジ
より側方の安定性が要求される．

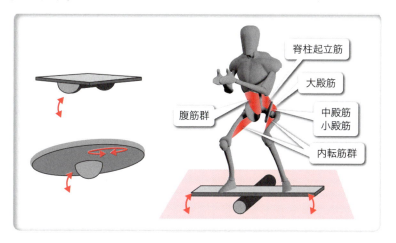

図61●各種のバランスボード
より側方の安定性が要求される．ボードの底面の大きさ，形状により動揺する方向を調節できる．目的の運動方向によって使い分ける．

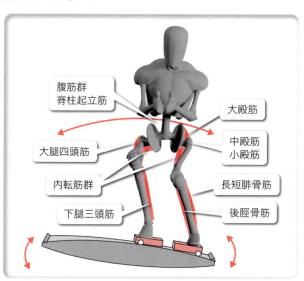

図62●スライディングボード
夏季のスケート練習用に使用されていた器具で，各社から市販されている．サイドランジより大きな負荷がかかる．

胸筋，前鋸筋，三角筋，上腕三頭筋，腹筋群，背筋群，広背筋，腸腰筋の強化を図る．図63から図67にかけて強度が高くなる．

❹自重トレーニングの方法

自重トレーニングも方法によって強度を調節することができる[29]．道具を使わなくても行えるマット上の集団体操としても応用が可能なトレーニング方法である（図68〜図73）．なお，上肢/下肢のCKCトレーニングで前述したものも，自重トレーニングに含まれる．

6）重錘トレーニング，重錘負荷（フリーウエイト）法

重錘を用いた筋力トレーニングは，臨床で最も多用されている方法の1つで

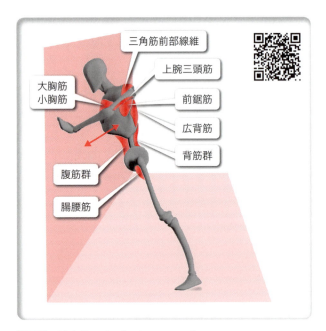

図63●壁を使ったプッシュアップ

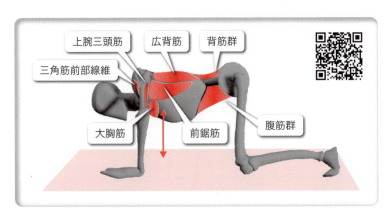

図64●四這い位でのプッシュアップ

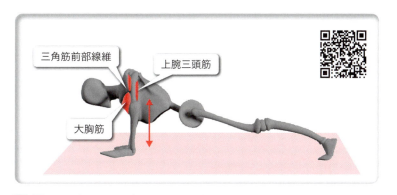

図65●伏臥位からのプッシュアップ

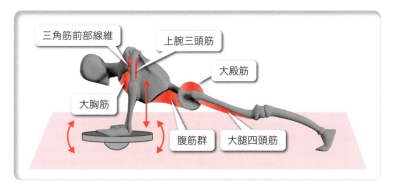

図66●バランスボードを使ったプッシュアップ

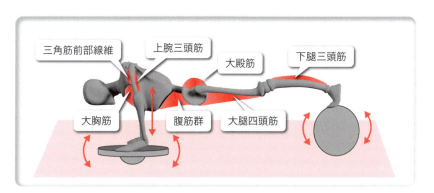

図67●バランスボード，ボールを使ったプッシュアップ

ある．簡便である反面，最大限の効果を得るために，いわゆる「フリー」のもつ2つの意味を理解すべきである[14]．

❶身体が支持，固定されていない

　例として上腕二頭筋のトレーニングで説明する．マシントレーニングではプリチャーカールマシンを使用する（図21）．その際，上腕は台上に固定される．重錘負荷法の際は，上腕の固定はなく，体幹，肩関節周囲筋の収縮による固定

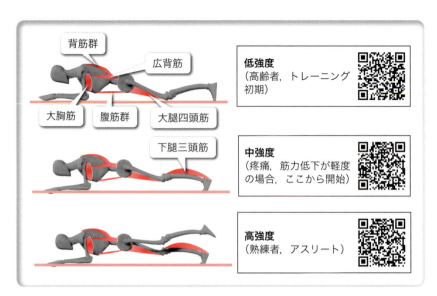

図68●プランク（フロントブリッジ）

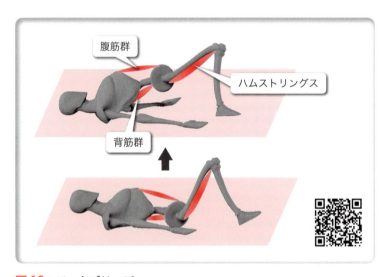

図69●バックブリッジ

が必要になる．これらの筋のトレーニングも意図している場合は姿勢，肢位も考慮すべきである（図74）．一方，体幹，肩関節の固定力に問題がある症例の上腕二頭筋のトレーニングを意図している場合，テーブル，椅子などによる固定が必要になる．

❷運動の軌道に制約がない

　上腕二頭筋の一般的なトレーニングでは，回外位で肘関節を屈曲させる．一方，目的とするADL，あるいはスポーツの種目によっては回外しながら屈曲するトレーニングもある．重錘負荷法では任意に運動の軌道を選択できる点が利点といえる．しかし，負荷が過剰な場合，あるいは疲労により運動の軌道を制

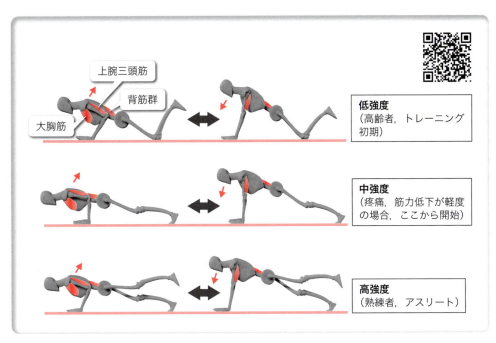

図70●腕立て（プッシュアップ）

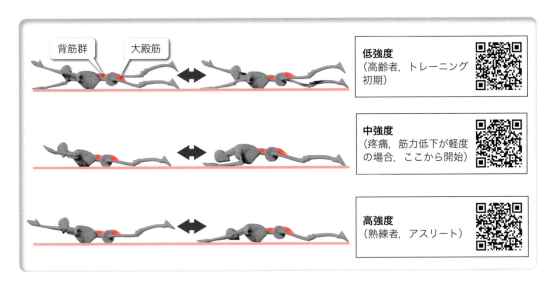

図71●バックエクステンション

御できないだけではなく，事故の危険も有する．

❸重錘トレーニングの方法

　筋の長さ/張力関係を考慮した方法を紹介する．大腿四頭筋を例に解説する．椅座位での膝関節伸展時の抗力はゼロから漸増し，伸展位で最大となる（図75）．仰臥位での膝関節伸展時の抗力は最大から漸減し，伸展位でゼロとなる．一方，本来大腿四頭筋が発生しうる力は約60°屈曲位で最大になる．すなわち

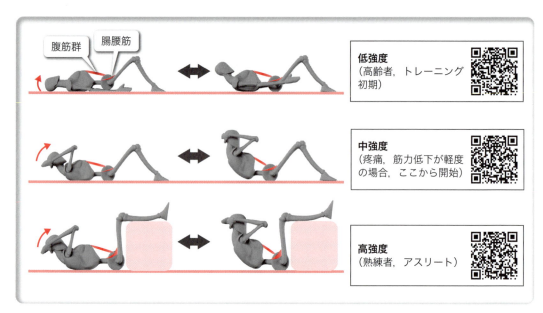

図72● クランチ

いわゆる腹筋運動はシットアップとよばれる．シットアップは体幹を最大屈曲させるため，腰椎に過大な負荷がかかり，推奨されない．

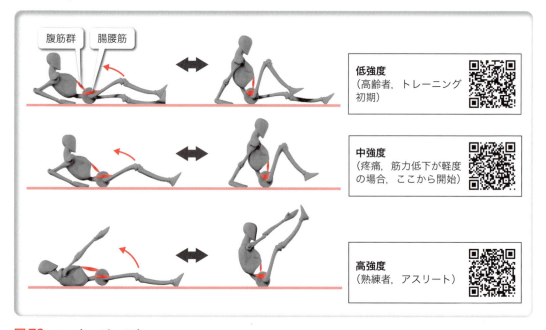

図73● ニートゥチェスト

クランチと同じ筋を逆方向からトレーニングする．腹直筋は筋長が長く，クランチと併せて実施する．

　　膝関節60°屈曲位で下腿が水平となるように股・膝関節の位置を調整することでより大きな負荷を加えることが可能となる（図76）．

　ここまで本書で述べた運動生理学的根拠にもとづき筋力トレーニングの一般原則をまとめる．

❻ 筋力トレーニングの方法および特性

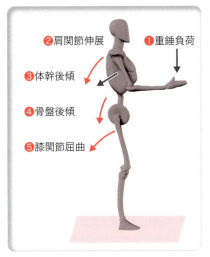

図74●フリーウエイトトレーニングでは中枢部の固定も考慮する

❶ 重錘負荷
❷ 肩関節伸展
❸ 体幹後傾
❹ 骨盤後傾
❺ 膝関節屈曲

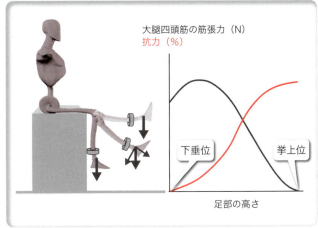

図75●大腿四頭筋の重錘トレーニングと筋張力

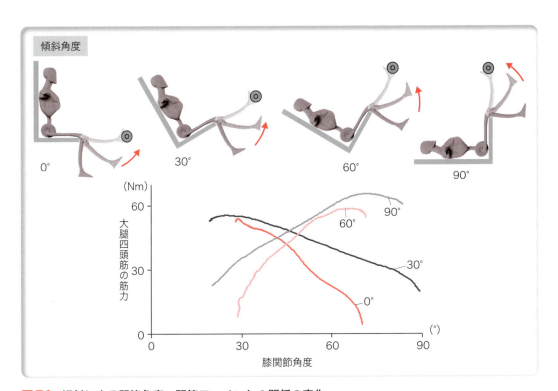

図76●傾斜による関節角度・関節モーメントの関係の変化

30～60°を境に，傾斜による関節モーメント，仕事量増大．

①強度を決定する：年齢，性別，疾患，その他のリスクを考慮するが，最大筋力の60％を下回るとトレーニング効果は期待できない．

②回数を決定する：強度が決定されると自ずとくり返し回数は決定する．最大筋力の60～80％の力で約10回が一般的とされる．

③速度を決定する：速度張力関係にしたがうと，同一強度ではより速い運動が

負荷としては大きい．しかし，運動中に消費するエネルギーは運動時間が長くなる分，逆に遅い運動が大きくなる．

④**頻度を決定する**：セット数は約3セットが一般的である．重要な点はセット間の休息時間で，短くなるほどトレーニング効果は高い．また，実際の臨床では，高強度のトレーニングができる症例は少ないので，毎日実施してもオーバートレーニングとなることは少ない．

⑤**正しいフォームをフィードバックする**：代償動作を防止することは固定に働く体幹筋のトレーニングにもなっている．また，反動を利用した代償動作を防止するため，遅い速度，往復運動ではなく，最終域の等尺運動を加えてもよい．

⑥**定期的に再評価を実施する**：初期は2～3週間，その後，少なくとも4週間ごとの筋力測定を実施する．症例のなかには，短期効果のみである程度の日常生活動作が自立できるようになり，退院できることもあるが，3週間以内のリハビリテーションだけでは筋力低下の状態は続いているため，再受傷，再入院となる場合もある．長期目標の設定，達成こそが真のリハビリテーションのゴールである．

7）徒手抵抗によるトレーニング

熟練した理学療法士の徒手による抵抗は，理想的なトレーニングを実現できる．目標とする運動の軌道・速度からの逸脱にフィードバックを与え，代償運動を防止することができる．さらに日ごとの変化にも対応できる．しかし，徒手抵抗を定量化することは不可能なので，筋力測定機器を用いた定期的な再評価が必要となる．

固有受容器神経筋促通手技（Proprioceptive Neuromuscular Facilitation：PNF）はKabat（カバット）が1940年代より考案した理論を1950年代にKnott（ノット）らが運動療法として確立したものである．PNFの筋力増強における神経生理学的背景は，用手接触（Manual Contact），口頭指示（Command and Communication），伸張（Stretch），牽引・圧縮（Traction and Approximation）によるキューやフィードバック，空間的あるいは時間的加重による強化（Reinforcement），タイミング（Timing for Emphasis），角度/張力関係を考慮した最大抵抗（Maximal Resistance）である．筋力増強に適用する手技には，反復収縮（Repeated Contraction），遅い逆運動（Slow Reversal）などがある[30]．

③ 筋力のトレーニング効果

原則的に1つのトレーニングがもつ強い生理学的効果は1つである．以下の5つの生理学的，運動学的特性にもとづくトレーニングが提唱されている[31]．

① メカニカルストレス　　④ 酸素環境
② 筋線維の損傷と再生　　⑤ ホルモン，成長因子
③ 代謝環境

1) メカニカルストレスに重点をおいたトレーニング

メカニカルストレスは力学的な負荷を意味する．すなわち高い強度に注目したトレーニング方法で，太い筋線維の動員，すなわち，筋肥大と筋力強化をねらいとしている．

❶ 高強度/低頻度（長い休憩時間）トレーニング

90％1RM以上の負荷，セット間の休憩3～5分，反復回数を少なく設定する．トレーニングに慣れたスポーツ選手の患部外トレーニング向けの方法で，一般人，患者には筋損傷のリスクが高い．一般人，患者の場合，70～80％1RMの負荷，反復回数は3回から開始し漸増させ，セット間の休憩1～2分が適当である．

❷ バリスティックトレーニング

急加速のためのトルクとパワーの発揮に注目したトレーニングである．強い筋収縮に必要な3要素のなかでも高頻度化，同期化が図られる．

- クイックリフト（quick lift）：ウエイトリフティングで行われる方法である．運動開始時に急加速させ，後は慣性を利用する．可動域の一部であっても高い負荷を加えることが可能であるため，有効な筋力増強とされる．ただし，反動をつけると慣性力によって負荷が減衰されるため，運動の方法を正確に指導することが必要となる．

- プライオメトリックトレーニング（plyometric training）：ドロップジャンプ（台の上から飛び降りて，隣の台の上に飛び乗る動作を途切れなく行う），縄跳びなどが代表的な方法である．急減速（伸張性収縮）の後，急加速（短縮性収縮）により，複数の筋を同時に活動させるため，筋力増強とともにジャンプのパフォーマンス向上も目的とする．主にスポーツ選手向きといえるが，障害者，高齢者にも応用が可能である．

2) 筋線維の損傷と再生に重点をおいたトレーニング

高負荷のトレーニングにより筋線維の微細損傷が起こる．乳酸の蓄積による疼痛とは異なり，**遅発性筋肉痛**（Delayed Onset Muscle Soreness：**DOMS**）とよばれ，再生にかかる期間は2～3日間，あるいは損傷の程度によりさらに期間を要する．筋線維の微細損傷後の再生中，高負荷のトレーニングという環境

に適応するため，再構築，すなわち超回復が起こる（図77）．この超回復は一時的なものなので，トレーニングの頻度は2〜3日間に1回が適当といわれている．しかしリスク管理の観点から，いきなりDOMSを起こすようなトレーニングは現実的とはいえず，当初は強度を下げて頻度を上げることが必要である．

❶遠心性トレーニング，伸張性トレーニング（Eccentric training）

伸張性収縮の際の最大筋力は等尺性筋力の約1.4倍に達する．しかし腱や靱帯などの受動要素を損傷する危険性も高まる．また，福永らは歩行中のヒラメ筋の羽状角の超音波画像を観察し，筋腱複合体の伸張に対し，羽状角は不変であったと報告した（図78）．すなわち一見，伸張性収縮にみえる運動でも等尺性収縮＋受動要素のみの伸張である可能性を示唆している．

❷強制反復法（Forced reps training）

強制反復法(Forced reps training)は，85％1RMで6〜7回反復させ，オールアウトの直後，引き続き3回，伸張方向の運動のみ強制反復させ，短縮方向は補助する方法である．主にスポーツ選手向きで，過度なDOMSに注意すべきである．

3）代謝環境，ホルモン，成長因子に重点をおいたトレーニング

筋力増強に太い筋線維の動員が不可欠であることは前述の通りである．太い筋線維は代謝の観点からはFG線維[※5]である．FG線維が収縮する際，解糖系，すなわち糖を分解して生成したATPをエネルギーとしている．同時に乳酸も生成される．血中乳酸の上昇が引き金となり，成長ホルモン，テストステロン，IGF-Ｉが分泌される．

❶中〜高負荷・短インターバル法

血中成長ホルモン濃度が最大となるインターバルは，60秒といわれている．

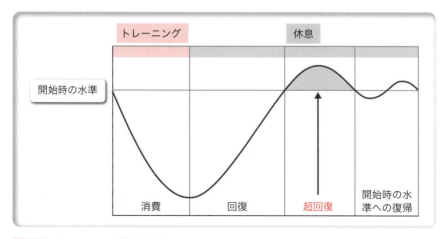

図77●トレーニングと超回復

[※5] FG（fast twitch-glycolytic）線維：収縮速度の速い太い筋線維の一種であり，グリコーゲンをエネルギー源とする，すなわち無酸素的な代謝により活動する筋線維である．筋力トレーニングによってFG線維が筋内で増加することはなく，その数は先天的に決定されているが，その容積の増大が筋肥大，筋力増強の要因となる．

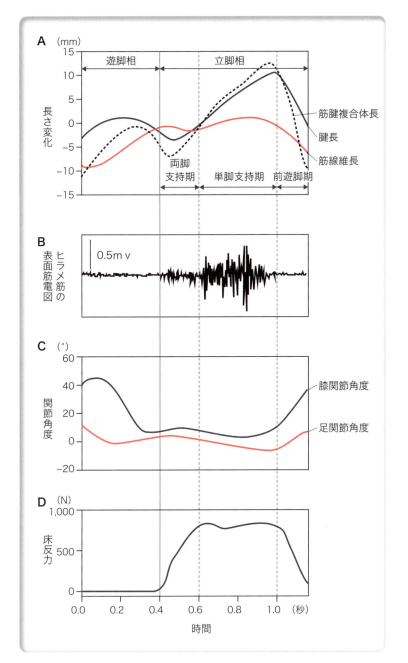

図78●歩行中のヒラメ筋の伸張性収縮と羽状角の変化

単脚支持期のヒラメ筋の筋活動(B)は伸張性であることがC,Dから確認できる.しかし,Aの筋線維長はこの期間ほとんど変化していない.すなわち,正確には伸張性収縮ではない.文献32より引用.

　この方法では負荷を長時間加えること,仕事量を増やすことも重要であり,その分1回の負荷を減少させ,セット数を増やす.

　この方法の一種である張力維持法は,筋中の代謝産物の蓄積に筋内の循環,酸素環境が関連していることに注目した方法である.比較的強い力を持続的に発揮し(虚血状態を持続させ),中間域で動かす方法である.この際,休憩を入

れずに連続して行うと，無酸素的な運動となる．

❷マルチパウンデージ法（Multi-poundage method）

漸減抵抗運動の1つで，セットごとに段階的に負荷を下げる（各段階で80％）方法である．インターバルは10～20秒が適当といわれている．

❸スローリフト（Slow lift）

比較的軽い負荷をきわめて遅い速度で行う．筋の虚血に伴う代謝産物の蓄積を期待する．

4）酸素環境に重点をおいたトレーニング

加圧トレーニングは，専用の加圧器具を使用して四肢の中枢端を圧迫し，血流を阻害する．結果として，無酸素的な環境をつくり出し，太い筋線維を動員させる．最大負荷による等尺性トレーニング，あるいはスローリフトも同様に無酸素的な環境となっていると考えられる．

7 栄養，休養

トレーニングの効果を最大化させるため，栄養，休養も考慮すべきである．

① 栄養

筋の成分の80％をタンパク質（プロテイン）が占めている．プロテインの語源はラテン語のproteusで「一番大切なもの」を意味する．タンパク質の必要量は健常者の場合，1日体重1kgあたり1gであり，トレーニング中はその1.5～2倍が必要とされている．例えば体重50kgの場合，1日75～100gのタンパク質摂取が必要である．タンパク質摂取のタイミングも重要で，運動後20分以内の摂取が効果的である．また，タンパク質はアミノ酸の結合でできており，アミノ酸をサプリメントとして直接摂取することの効果も知られている．

筋持久力の向上，疲労回復には効率的なエネルギー補給が重要である．消耗するエネルギーとして最も重要な物質は糖（炭水化物）である．運動前，運動中も糖の摂取が効果的である[33]．

② 休養

休養を換言すると睡眠を指す．6～8時間以上の睡眠時間を確保することは，筋力の回復に必要であると同時に，成長ホルモンの分泌を促す観点からも重要である．

8 ウォームアップとクールダウン

① ウォームアップ

ウォームアップの目的は以下の5項目である．
　①筋血流量を増加させ，筋および全身の温度を上昇させる．
　②軟部組織の伸張性を高め，傷害の予防に役立つ．
　③筋温の上昇に伴い，反応速度が一定のレベルまで増大する．
　④心筋温の上昇に伴い，心筋にかかる急激な負荷を軽減する．
　⑤心理的な効果も期待できる．
低強度の運動（目標脈拍数120bpm程度）を約15分行う．

② クールダウン

クールダウンの目的は以下の3項目である．
　①急激な運動停止による心虚血，脳虚血を防止する．
　②活性酸素などの疲労因子，ヒスタミンなどの発痛物質を血流によって除去する．
　③アドレナリン分泌レベルを下げるリラクセーション効果が期待できる．
低強度の運動（目標脈拍数120bpm程度）を約10～15分行う．

9 部位別筋力トレーニングの方法

　トレーニングの方法を決定するに際し，リスク，難易度，動作特異性を考慮すべきである．例えば，一般に単関節運動より多関節運動の方が，代償運動が出現しやすい．体幹，関節の中枢部を固定しているマシントレーニングは，自重トレーニング，フリーウエイト，チューブトレーニングと比較して代償運動は出現しにくいが，日常生活とは異なる筋活動であるため，あくまでもトレーニングの初期にのみ実施すべきである．漫然とマシントレーニングを継続する前に方法の再考が必要である．一方，自重トレーニング，フリーウエイト，チューブトレーニングにおいても姿勢（フォーム）の矯正をフィードバックする必要がある．少なくとも3週間以内に強度の漸増を検討し，12週以内に異なる種類のプログラムを追加することで，トレーニングの効果を向上させることができる．

① コアトレーニング

コアとは身体の中心，すなわち体幹を意味する[34]．スポーツ動作における四肢の激しい動きは，体幹の安定性を基盤としている．一部のマシントレーニングを除くすべてのトレーニングにおいて体幹筋の活動は必須であり，体幹筋力の不足は，姿勢（フォーム）の乱れ，代償動作の発現として観察することができる．理学療法士は姿勢（フォーム）の矯正をフィードバックすると同時に，体幹筋のトレーニングの必要性を理解すべきである．具体的な方法は前述の**第2章：❻-②-5）**を参照．

② 深層筋と表層筋のトレーニング

体幹，および肩，股関節を制御する筋は，深層筋と表層筋に分けることができる．深層筋には，持続性（tonic）筋収縮が必要な場面が多く，表層筋には相動性（phasic，瞬発的な）筋収縮が必要な場面が多い．一般に深層筋はインナーマッスル，表層筋はアウターマッスルとよばれる．深層筋は触知が困難で，さらに元来大きな力を出す筋ではなく，姿勢の保持や関節の安定性に貢献する筋である．したがって患者へのフィードバックが難しい．例えば肩甲上腕関節の前後の安定性は，深層筋である肩甲下筋と棘下筋，小円筋の同時収縮によって高められている．表層の大胸筋，僧帽筋に強い負荷を加えた場合，これらの深層筋の活動は低下する．深層筋の活動を増強するには低負荷で低速の運動が適当である．同様の現象が，深層筋である短背筋群と表層筋である腸肋筋群，板状筋群の間にもみられる．

■ 引用文献

1)「筋の科学事典 構造・機能・運動」（福永哲夫／編），朝倉書店，2002
2)「**基礎運動学 第6版**」（中村隆一，他／著），医歯薬出版，2003
3) RALSTON HJ & INMAN VT：Mechanics of human isolated voluntary muscle. Am J Physiol, 151：612-620, 1947

4）「遠心性筋力トレーニング スポーツ傷害後のリハビリテーションプログラム」（Albert M/著，大渕修一，他/訳），医学書院，2000

5）「The physiology of the joints volume 2 The lower limb 6th edition」（Kapandji AI/ed），Churchill Livingstone, 2011

6）「整形外科基礎バイオメカニクス」（Burstein AH, Wright TM/著，黒沢秀樹，他/訳），南江堂，1997

7) Hill AV & Sec RS：The heat of shortening and the dynamic constants of muscle. Proc Roy Soc Lond B, 126：136-195, 1938

8)「生理学 第17版」（真島英信/著），文光堂，1983

9)「筋肉（Bioscience series 生命現象への化学的アプローチ）」（山本啓一，丸山工作/著），化学同人，1986

10)「トレーニングの科学的基礎 現場に通じるトレーニング科学のテキスト 改訂増補版（スポーツ医科学基礎講座1）」（宮下充正/著），ブックハウスHD，2007

11)「Anatomy & Physiology. The Unity of Form and Function 3rd ed.」（Saladin KS），pp424-425, McGraw-Hill, 2003

12) HENNEMAN E & OLSON CB：RELATIONS BETWEEN STRUCTURE AND FUNCTION IN THE DESIGN OF SKELETAL MUSCLES. J Neurophysiol, 28：581-598, 1965

13) Burke RE, et al：Physiological types and histochemical profiles in motor units of the cat gastrocnemius. J Physiol, 234：723-748, 1973

14)「レジスタンストレーニング その生理学と機能解剖学からトレーニング処方まで（スポーツ医科学基礎講座2）」（石井直方/著），ブックハウスHD，1999

15)「スポーツ生理学」（森谷敏夫，根本 勇/編），朝倉書店，1994

16)「レジスタンス・トレーニング（シリーズ［トレーニングの科学］1）」（トレーニング科学研究会/編），朝倉書店，1994

17)「みんなのレジスタンストレーニング 安全で効果的に筋トレを行うための知識と［部位別メニュー］（からだ読本シリーズ）」（石井直方/著），山海堂，2000

18)「筋肉―筋肉の構造・役割と筋出力のメカニズム（からだ読本シリーズ）」（湯浅景元/著），山海堂，1998

19)「持久力の科学（運動生理学シリーズ）」（石河利寛，竹宮 隆/編），杏林書院，1994

20) 小野寺孝一，宮下充正：全身持久性運動における主観的強度と客観的強度の対応性．体育学研究，21：191-203, 1976

21) Berger RA：Optimum Repetitions for the Development of Strength. Research Quarterly Am Ass Health Physiol Edu Rec, 33：334-338, 2013

22)「The Scientific and Clinical Application of Elastic Resistance」（Page P & Ellenbecker TS/eds），Human Kinetics, 2003

23)「Isokinetics：Muscle Testing, Interpretation and Clinical Applications 2nd Edition」（Dvir Z/ed），Churchill Livingstone, 2004

24) Hahn D, et al：Interdependence of torque, joint angle, angular velocity and muscle action during human multi-joint leg extension. Eur J Appl Physiol, 114：1691-1702, 2014

25)「A Compendium of Isokinetics in Clinical Usage and Rehabilitation Techniques 4th Edition」（Davies GJ/ed），S & S Publishers, 1992

26) Monark 828E（https://sport-medical.monarkexercise.se/products/monark-828e/）

27)「リハ医とコメディカルのための最新リハビリテーション医学（先端医療シリーズ40）」（上月正博，他/編集主幹，赤居正美，木村彰男/編集顧問，川平和美，他/編集委員），先端医療技術研究所，2010

28)「CKCエクササイズ 傷害予防とリコンディショニングのための多関節運動の理論と応用」（Ellenbecker TS, Davies GJ/原著，山本利春，中村千秋/監訳，渡部賢一，小柳好生/訳），NAP, 2003

29)「正しく効果的に鍛えるための筋トレの正解」（石井直方/監），成美堂出版，2012

30)「神経筋促通手技 パターンとテクニック 改訂第3版」（Voss DE, 他/著，福屋靖子/監訳，乾 公美，他/共訳），協同医書出版，1989

31)「筋と筋力の科学2 筋を鍛える―トレーニングするとからだはどうなるのか？（からだ読本シリーズ）」（石井直方/著），山海堂，2001

32) Fukunaga T, et al：In vivo behaviour of human muscle tendon during walking. Proc Biol Sci, 268：229-233, 2001

33)「5つのコツでカラダが変わる！筋力トレーニング・メソッド」（石井直方，岡田 隆/著），高橋書店，2011

34)「石井直方の筋肉まるわかり大事典」（石井直方/著），ベースボール・マガジン社，2008

第3章 運動学習に活用すべき神経生理学，運動学の知識，臨床での実践方法

　本章では，運動学習を学ぶ際に必要な神経生理学，運動学の基礎から運動学習にもとづいた運動療法を立案するうえで必要な用語および理論の説明を行う．本章で取り扱う運動学習は，特にパフォーマンスの変化に主眼を置いている．パフォーマンスを変化させる運動療法を実施するためには，エクササイズとトレーニングの違い，パフォーマンスの計測方法，動機づけ，運動イメージ，フィードバックの方法，注意，記憶，練習条件，転移，くり返し回数，課題特異的効果，パワーアシストの効果的な方法，休憩のとり方，課題の難易度調整の理解が必要不可欠である．

1 運動学習とは

① 運動技術と運動スキル（技能）の定義

　運動技術は，運動課題を効果的に遂行するための，合理的かつ効率的な運動の実施方法の知識と定義される[1]．いわゆる，「頭のなかでは理解した」という状態である．一方，**運動スキル（技能）**は理想的な運動技術を目標としながら，個人が自らの身体活動や経験を通して獲得した運動能力と定義される[1]．これは，練習の結果，「ある運動課題ができるようになった」という状態である．例えば，練習により転倒せず自転車に乗れるようになった状態をいう．

② パフォーマンスとは

　運動課題を遂行するときに観察可能な現象を**パフォーマンス（performance）**という[2]．パフォーマンスは，①**運動スキル（質的側面）**，②**パフォーマンスをする環境**，③**個人の身体的特性（量的側面）および認知的特性**の3つ

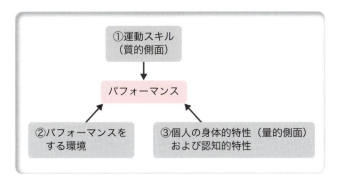

図1●パフォーマンスとは

の影響を受ける（図1）．

　パフォーマンスを観察および計測する場合は，この3つのことに配慮する必要がある．①運動スキル（質的側面）の向上によりパフォーマンスにみられる変化は，エラーの減少，正確性の向上，パフォーマンスの変動性の向上や動きの自由度の増加そして努力の減少も認める．一方，この変化は，量的側面（筋力の向上）でも見受けられることがあるため，十分に注意して分析する必要がある．また，②パフォーマンスをする環境においては，より安定した場所で動作を行えばパフォーマンスは向上するし，③個人の身体的特性（量的側面）においては，筋力の向上によりパフォーマンス時の努力が減少し，より小さい力で同じパフォーマンスが遂行できる．

③ 運動学習の定義

　Schmidt[3]は運動学習を「熟練した行動を生み出す能力を比較的永続する変化に導くような練習あるいは経験にもとづく一連の過程である」と定義した．この定義には3つの重要な側面があるので以下に説明をする．

1) 練習あるいは経験にもとづく一連の過程

　これは，練習あるいは経験が，運動の学習に関係がある場合をいう．すなわち，運動学習からは，成長および成熟による運動行動の変化は除外される．例えば，子どもの正常発達は，すべてが学習ではないということである．発達とは，成長および成熟をその過程に含み，そのうえに経験が加わって生じる変容であり，遺伝要因と環境要因との相互作用の産物である．また，トレーニングによる筋力の向上やフィットネスによる心肺機能を中心とした持久性の向上によるパフォーマンスの変化も運動学習という概念からは除外される．

2) 運動学習の結果はパフォーマンスの変化

　脳機能を研究する科学，ニューロサイエンスの知見により，運動学習の過程において脳に何らかの変化が起こっているということは明白である．しかし，

この変化は脳だけでなく，脳から脊髄レベルにおける中枢神経系すべてのレベルで起こる可能性がある．すなわち，現在のニューロサイエンスによる知見だけでは，学習による中枢神経系の変化すべてを捉えることは不可能である．そこで本書では，運動学習の結果は，パフォーマンスという現象として観察できる変化とする．

3）熟練した行動を生み出す能力を比較的永続する変化

練習によるパフォーマンスの変化は，さまざまな要因を含む．その変化は，練習による一時的な変化と比較的永続する変化を含有する．この一時的な変化は，疲労，薬物，睡眠，ストレスなどが関与する．すなわち，運動学習による比較的永続的な変化を測定するためには，パフォーマンスの一時的な変化を取り除く必要がある．

④ 潜在学習と顕在学習（図2）

運動課題を学習する際に，学習者に対し運動手順などの運動技術を知らせずに，学習者が無意識下でその課題を反復して運動スキルを学習する方法を **潜在学習（implicit learning）** という[5]．一方，学習者に対し運動手順などの運動技術が明確に示され，それをもとに学習者が意識下で課題を反復して運動スキルを学習する方法を **顕在学習（explicit learning）** という[5]．なお，Tolman と Honzik[6] が提唱した潜在学習（latent learning）は，報酬がなくても経験に

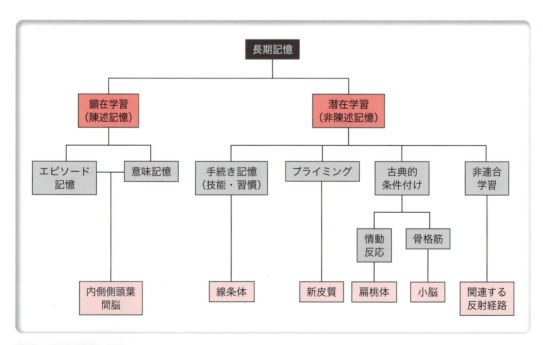

図2●長期記憶の分類

文献4をもとに作成．

より進む学習と定義しており，意識に注目した潜在学習（implicit learning）と顕在学習（explicit learning）とは異なる．

　理学療法士の治療目的とする日常生活動作遂行能力の向上は，多くの場合無意識下で行っている．すなわち，リハビリテーションにおける動作獲得の最終目標は，自動化されたパフォーマンスを獲得することである．この目標を達成するために一般的に学習初期では，顕在学習において運動課題を反復する．そして，学習が進むにつれて運動課題を潜在学習できる課題・環境を設定し，自動化を進めていく．特に学習初期における顕在学習では，学習した身体および精神的疲労などの影響を受けやすいことから，その点も考慮し運動課題の反復練習を実施する必要がある．また，顕在学習から潜在学習に移行する際には，運動課題の難易度設定を十分に考慮し，2つのことを同時に行うことを要求する二重課題などの練習が，パフォーマンスの自動化に有効である．なお，運動課題の難易度設定の方法に関しては，**第3章：❺**で後述する．

❷ 運動学習に活用すべき神経機構の知識

　運動学習を考える場合，まずは運動がどのようなメカニズムで出現・制御されているかという点の理解は欠かせない．運動の出現から制御においては神経系が関与しており，この神経機構の階層性と並列性システムを理解することが重要である．これを理解することで，理学療法介入場面において，運動制御におけるどの段階に問題が生じているのか，どのシステムが機能不全を呈し，どのシステムを利用することがパフォーマンスを最適化するために有効であるかを考えることができる．

　運動制御の効率化によって，パフォーマンスの最適化を図る場面においては，大脳基底核と小脳の関与が重要である．この大脳皮質－皮質下回路の特徴を踏まえて，さまざまな感覚入力を調整することにより，運動学習効果を高めることができ，個々に応じた最適な運動学習方法が決定できる．

　そして，神経系の機能的，構造的な可塑性の原理から運動学習の完了や成否を判断することで，次の介入方略を検討することができる．

① 運動の出現における階層性

　運動において最も重要と思われることは目的を果たすという点である．われわれは，日々の生活のなかでさまざまな運動を必要に応じて，苦を感じることなく行い，目的を果たしている．目的がなければ運動は発現しないであろうし，目的を達成することで運動が有意味になると考えられる．

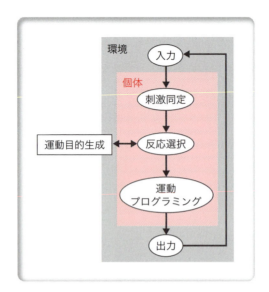

図3● 運動の出現における階層性

　では，このような運動の目的はどのようなもので，どのようにつくられるのであろうか．個体を取り巻く環境は多種多様であり，時々刻々と変化している．自らが環境に働きかけようとするときに，運動の目的が生じる．

　運動発現までの順番としては，まずは環境のなかで自らが置かれている状況を正確に把握する必要がある（入力→刺激同定）（図3）．次に，身体内部の情報をもとに行動の枠組みを決め，必要とされる行動を選択し（反応選択），実現の手段としての運動を選ぶ過程において運動の目的が決定される（運動目的生成）．そして，どのように運動を行うかを時間的・空間的に企画し準備するとともに，予想される事象と運動の組合わせを構成する．このような運動のプログラミング過程を経て運動が出力される．この一連の行程を運動出現における階層性と表現している．さらに，運動の結果を環境情報，身体内部の情報として再度把握することで，運動の目的は修正・変更をくり返していると考えられる（図3）．

　運動学習では，このような行程をくり返し，目的を達成するために運動の最適化を図っていると考えられる．

② 運動制御理論における並列性処理システム

　前述したように，運動は知覚と運動の相互作用によって生じる．近年，Shumway-cookとWollacottは，**ダイナミカル・システムズ理論**（図4）を背景とした課題指向型アプローチという介入モデルを提唱している[8]．この理論では，運動は，個体と課題，そして環境という3つの要素の相互作用から生じるとしており，特定のシステムが他のシステムを支配するのではなく，すべて

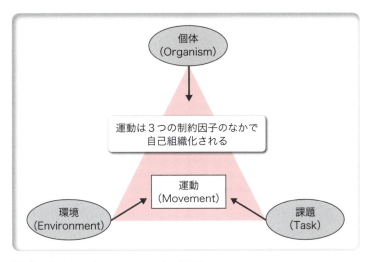

図4●ダイナミカル・システムズ理論
文献7をもとに作成.

のシステムが並列的に機能すると考える．この考え方は，後述する運動学習効果を高める方法や課題の難易度設定を考えるにあたり多くの示唆を与えるものである．

③ 中枢神経系における階層的・並列的な機能構造

個体において運動を統制しているのは脳であり，ここでは中枢神経系の全体構造と機能を概観してみる（図5）．運動を起こすための筋活動を直接制御する

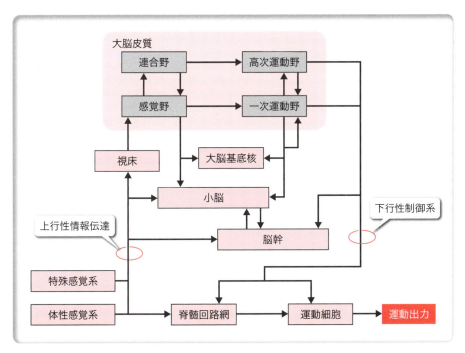

図5●運動に関与する脳機能構造の概略

のは脊髄と脳幹にある運動細胞であり，この運動細胞を調整しているのは脊髄回路網でつくられる信号と脳から下行性制御系回路を伝わってくる信号である．脳からの下行性制御系の主要な信号源は大脳皮質にある一次運動野であり，ここに脳幹からの一部も参加する．一次運動野と脳幹からの出力は，大脳皮質の高次運動野とよばれる運動前野，補足運動野，帯状皮質運動野の支配を受ける．運動の調整に欠かせない体性感覚情報は，脊髄と脳幹に送られ反射による運動調節に使われる他に，大脳皮質の感覚野にも送られる．また，視覚，聴覚，前庭感覚などの情報はそれぞれ個別の経路を伝わり，感覚野に至る．これらの感覚情報は大脳皮質の連合野で統合され，高次運動野に送られる．高次運動野は認知過程で形成された情報や記憶情報などをもとに一次運動野に必要な情報を提供する．大脳基底核と小脳は，それぞれ特有の機能で連合野から高次運動野，感覚野から運動野への情報転送に関与するとともに，運動野の出力調整を行うなど，運動制御や運動学習において重要な役割を果たす．この点についての詳細は後述する．

④ 刺激入力から認知における感覚システム

われわれには，環境のなかで自らの状態を把握するための感覚システムが存在する．感覚システムの末端にある感覚受容器では，光，化学物質，熱，機械的刺激などの感覚刺激を電気信号に変換して神経に伝達する．そして，大部分が視床を介して特定の大脳皮質へ到達し，感覚として認知される（図5）．

皮膚，粘膜，関節，筋，腱などの体の広い範囲で受容する感覚を一般感覚（general sense）や**体性感覚**（somatosensory）とよび，特定の感覚器で受容する感覚を**特殊感覚**（special sense）とよぶ．

1）体性感覚

体性感覚は，大別して痛覚，温度覚，触覚，深部（固有）感覚の4つのモダリティー（種類）に分けられる．これらは，別々の伝導路で伝えられ，神経線維の種類も異なる．体の触覚と意識に上る深部感覚は同側脊髄の後索を上行し延髄の後索核を通過した後，毛帯で交叉し視床に向かい視床VPL（後外側腹側）核から，大脳皮質の一次体性感覚野に投射する．意識に上らない深部感覚は別の経路にて小脳に投射する．体の痛覚と温度覚および粗大な触覚は，対側脊髄前索と側索を通って視床VPL核から，大脳皮質の一次体性感覚野に投射する．

また，物体の大きさや形についての情報は物体認知のために頭頂皮質の腹側野に至り，物体の大きさ，重さ，テクスチャーに関する触覚情報は，物体を扱う運動計画に関与する後部頭頂皮質や前頭運動野に至る．

2）特殊感覚

特殊感覚には，聴覚，視覚，味覚，嗅覚などがある．

聴覚は，外耳から取り入れた物理的な振動をコルチ器の内有毛細胞で電気信号に変換し，蝸牛神経核から横側頭回（ヘシュル回）にある一次聴覚野に伝えられる．

視覚は，眼球からはじまり，網膜から視神経を通り視交叉を経て視床外側膝状体に投射し，視放線を経由して後頭葉の一次視覚野に至る．

これらの感覚情報は，高次の感覚野に向かって並列的なネットワークに分岐し連合野に至ることがわかっている．

3）視覚のネットワーク

一次視覚野から側頭連合野に至る腹側視覚経路（Ventral pathway）は，主として対象の色や形の情報処理を行う（図6）．これらの情報を対象の意味記憶が存在する側頭葉先端部に伝え，対象を同定する「**物体視系**」（What system）の経路であると考えられている．

一次視覚野から頭頂連合野に至る背側視覚経路（Dorsal pathway）は，対象の位置，奥行き，動きなどの情報を処理する「**空間視系**」（Where system）の経路であると考えられている．近年では，この背側視覚経路をさらに2つに分ける考え方がある．1つは，下頭頂小葉に向かい対象の位置や運動を分析し，対象を意識し，「**空間視系**」（Where system）にかかわる経路を腹背側経路（Ventro-dorsal pathway）とする．もう1つは，頭頂間溝や上頭頂小葉に向かい対象の位置や運動，形の情報をあまり意識に上らない形で処理し適切な行為を引き起こす「**運動のための視覚情報処理系**」（How system）にかかわる経路

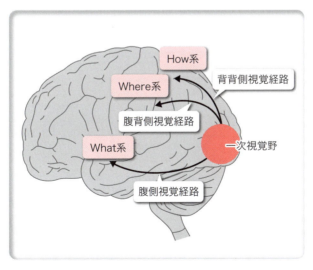

図6● 視覚経路の模式図

を背背側経路（Dorso-dorsal pathway）とする．

例えば，家から外に出ようとするとき，玄関においてある自分の靴をみつけて履く場面を考えてみる．このとき，さまざまな種類の履物のなかで，自分の靴の色や形の特徴を判断して選ぶときの視覚情報経路がWhat系となる．そして，選んだ靴を履くために上がり框に座り，靴を手にとり足を入れる．このとき，自分から靴までの距離を判断し体幹をやや前傾しながら，手を伸ばす動作時の視覚情報経路はWhere系となる．最後に，靴の紐を結び立ち上がり外に出る．この靴紐を結ぶ動作をしながら，「今日の天気は雨だったな」，「今日はまず○○に行って，次に□□に行き，帰宅は2時間後かな」などと考えている場合，靴紐の状態には意識を向けなくても，靴紐の状態を処理して正確に結ぶことができる．このとき，靴紐が絡まらず，しっかりと結べていることを判断するような視覚情報経路がHow系となる．

4）聴覚のネットワーク

一次聴覚野の同心円状に二次聴覚野と高次聴覚野が広がっており，最終的に頭頂葉後部と前頭前野背側部に至る経路は**「音による空間認知系」**（Where system）にかかわる．一方，前方に向かい前頭前野の腹側部や前頭葉の眼窩面皮質に至る経路は**「言語の情報処理系」**（What system）にかかわるとされている（図7）．

例えば，人混みで自分の名前を誰かが呼んでいる場面を考えてみる．このとき，自分の名前を呼んでいる声が聞こえたという聴覚情報経路がWhat系となる．そして，呼んでいる声が右後方から聞こえ，右後方を振り返るときの聴覚情報経路がWhere系となる．

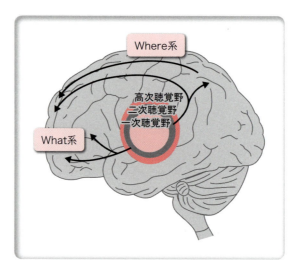

図7●聴覚経路の模式図

5）感覚刺激の認知過程のまとめ

　以上のように，感覚刺激の認知過程は広い連合野において処理されている．それぞれの感覚は一次感覚野から高次感覚野に向かって段階的に処理されるとともに，並列な背側路と腹側路によって処理されている．背側路は頭頂連合野に至り空間情報を処理する領野で形成されており，腹側路は側頭連合野に至り特徴に関する情報を処理する領野によって形成されている．頭頂連合野は運動関連領野と強く連絡しており，側頭連合野は情動やものごとの認識にかかわる前頭葉腹側部と強く連絡している．

　このような感覚刺激の認知情報処理過程の基本原理が，運動学習においてフィードバックの種類やタイミングについての方法，運動イメージの種類や活用方法についての理論背景になっている（第3章：❹-③，④参照）．

⑤ 運動目的生成とプログラミング過程

　それぞれの連合野で処理された感覚情報は前頭前野に送られ，ここで情動的価値を生むことで運動の目的が生成される．そして，目的を達成するための運動プログラムが高次運動野で作製される．

　運動は，単純な物理量として調整されているわけではなく，さまざまな文脈を識別し調整されている．運動プログラミングに関与する運動関連領野は複数あり，運動における文脈の多様性は，高次運動野が多数存在することにより保障されているとも考えられる．

　以下にそれぞれの特徴的な機能を概観することとする．

1）運動前野（premotor area）

　運動前野は背側部と腹側部に分かれており，それぞれ頭頂葉の異なる部位から入力を受けている（図8）．蔵田らの報告[9]から，**背側運動前野**（dorsal pre-

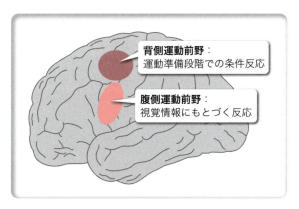

図8 ● 運動前野の分布と機能

motor area）は，ある刺激が加わったときにどの動作を行うかという条件付き連合動作に関与し，**腹側運動前野**（associative premotor area）は，視覚的に動作を誘導し実行する座標変換の側面に関与すると考えられている．つまり，背側運動前野は，運動の開始以前の準備段階で運動の方向や大きさをあらかじめ決定することに関与しており，腹側運動前野は，視覚情報をより早く受けとり，動作遂行を視覚的に調整する機能を担保しているといえる．

また，Rizzolatti ら[10]は，実験者の上肢動作を見たサルが同様の動作を行うときに活動を示すニューロンを腹側運動前野に発見し，**ミラーニューロン**と名づけた．これは，運動の内的シミュレーションもしくは動作模倣にかかわると考えられている．

このように，運動前野は，頭頂連合野からの入力を受け，物体や動作の認知を経て動作の内的リハーサルによる運動のサブプログラミングおよび実行された運動のさまざまな過程を調整することに関与している．

2）補足運動野（supplementary motor area）

補足運動野は細胞構築学的にも組織化学構築学的にも均一ではなく，現在ではより前方の**前補足運動野**（presupplementary motor area）と**（固有）補足運動野**（supplementary motor area proper）に分けられている（**図9**）．前補足運動野と補足運動野とは，脳内での入力・出力関係が異なる．入力関係の特徴としては，前補足運動野は視覚入力により強く応答し，補足運動野は体性感覚入力により強く応答する．出力関係の特徴としては，補足運動野からは一次運動野への出力が顕著であり，運動前野や帯状皮質運動野にも出力する．これに対して，前補足運動野からは一次運動野への出力はない．このような入力・出力関係の特徴を受け，前補足運動野と補足運動野はともに，運動順序を制御

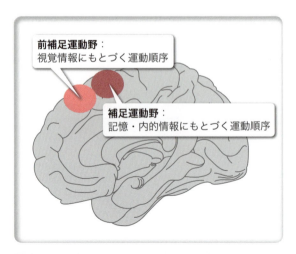

図9●補足運動野の分布と機能

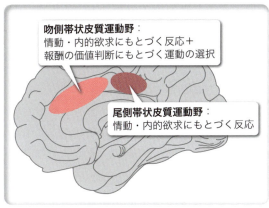

図10● 帯状皮質運動野の分布と機能

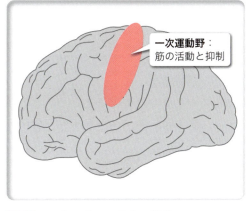

図11● 一次運動野の分布と機能

することに関与している．さらに，補足運動野は，記憶のような内的情報にもとづいて運動順序を決定することに関与し，前補足運動野は，視覚手がかりにもとづいて新しい運動順序に切り替えることに強く関与していると考えられている．

3）帯状皮質運動野（cingulate motor area）

帯状皮質運動野の下には**帯状回**がある．帯状回はパペッツの情動回路の一環を形成しており，情動の発現や内的欲求の発現に重要な役割を有するとともに，記憶や注意の方向づけや自律神経系の統合的調整などにおいて重要な働きをする．帯状皮質運動野の機能は，情動や内的欲求，身体状態を統合し，前頭前野からの情報も参照しながら運動情報を複数の運動関連領野へ送信することである．また，帯状皮質運動野の前方を**吻側帯状皮質運動野**とよび，後方を**尾側帯状皮質運動野**とよぶ（図10）．尾側帯状皮質運動野はさらに背側部と腹側部に分かれる．報酬の価値判断にもとづく運動の選択においては，吻側帯状皮質運動野が特に重要な働きをしていると考えられている．

4）運動出力システムとしての一次運動野（primary motor cortex：M1）

複数の高次運動野で生成された運動プログラムは大脳皮質の中心溝の前方にある**一次運動野**に送られ，運動出力の中心的な役割を果たす（図11）．

一次運動野の出力細胞は**機能的なモジュール**を形成し，複数の脊髄運動細胞に出力を送ることで，脊髄運動細胞で個々の筋を支配するグループをさまざまな組合わせで活動させたり，抑制したりできる構造となっている（図12）．この一次運動野における機能的モジュールからは，ひとまとまりの筋に対して興奮と抑制の組合わせを出力すると考えられるが，この組合わせは運動学習によって効率的なものとなり，空間的・時間的に組織化されていくこととなる．

また，高次運動野や感覚野にも運動の出力情報を送るとともに，大脳基底核

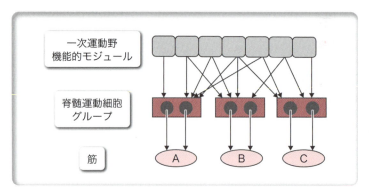

図12 ● 一次運動野の機能的モジュールと脊髄運動細胞，筋との関係

への出力によって機能的な修飾を受ける．また，中脳・橋・延髄にも出力し，ここから小脳に運動の出力情報が送られることで出力が調整される．

5）大脳皮質―大脳基底核による運動制御

大脳基底核は大脳皮質全域と神経経路でつながっており，大脳皮質から出力される運動に関するさまざまな指令を整理して，目的を達成するために必要な運動を機能的に選択する役割を果たしている．

❶大脳基底核とその入出力経路

大脳基底核は皮質下にある細胞集団からなり，尾状核と被殻（2つを合わせて線条体とよぶ）および淡蒼球，視床下核と黒質で構成される（図13）．大脳皮質からの入力を受けるのは尾状核と被殻の線条体であり，出力部は淡蒼球内節，黒質網様部である．淡蒼球外節と視床下核は入力部と出力部を結ぶ中継部である．さまざまな大脳皮質領域からの入力は，大脳基底核の異なった領域でそれぞれ処理され，出力部から視床を介してもとの大脳皮質領域に戻る．

これらの入出力経路は，それぞれの前頭葉機能から骨格運動回路，前頭前野（連合）回路，辺縁回路，眼球運動回路とよばれている．このように，機能的に異なる回路に分かれることが，行動のさまざまな側面の並列処理を可能にしている要因であるとも考えられている．

運動学習における役割を回路ごとにまとめると，骨格運動回路は一定の運動様式の自動化と潜在学習に関与する（第3章：❶-④参照）（図14）．前頭前野回路は新たな指示や報酬に関する情報の記憶，課題解決，運動の選択に関与する．辺縁回路は情動や恐怖に関する情報にもとづいた動機づけや報酬に対する運動パターンの学習に関与する（第3章：❹-①参照）．眼球運動回路は衝動性眼球運動（サッケード）の出現に関与する．

❷報酬とドパミン細胞

黒質緻密部にはドパミン細胞があり，運動課題において，最初は報酬が与え

❷ 運動学習に活用すべき神経機構の知識

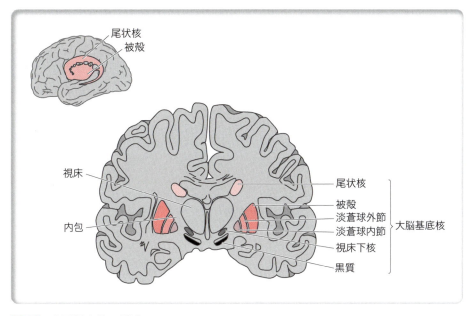

図13●大脳基底核の構造
文献11より引用.

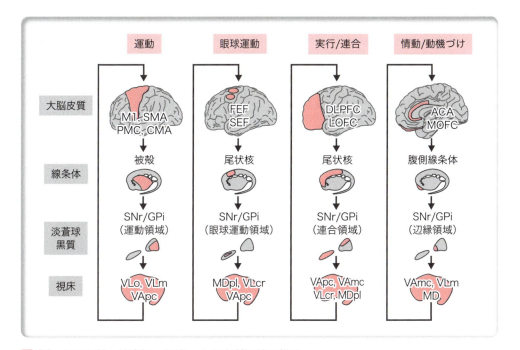

図14●大脳皮質―基底核―視床―大脳皮質回路の構造
ACA：前帯状野，CMA：帯状皮質運動野，DLPFC：背外側前頭前野，FEF：前頭眼野，GPi：淡蒼球内節，LOFC：外側眼窩前頭皮質，M1：一次運動野，MDpl：視床背内側核外側部，MOFC：内側眼窩前頭皮質，PMC：運動前野，SEF：補足眼野，SMA：補足運動野，SNr：黒質網様部，VAmc：視床前腹側核大細胞部，VApc：視床前腹側核小細胞部，VLcr：視床外側腹側核尾側部吻側，VLm：視床外側腹側核内側部，VLo：視床外側腹側核吻側部，MD：視床背内側部．文献11より引用．

られると応答するが,しだいに報酬と結びついた指示刺激に応答するようになる.つまり,報酬が与えられることが予測されると応答するようになる.それとともに,報酬自体には応答しなくなってくる.また,報酬が与えられる時期に報酬が与えられなくなると,抑制が生じる.このようなことから,ドパミン細胞は,報酬のみならず,報酬の予測誤差までも符号化して情報を伝達しており,このようなメカニズムが強化学習に関与すると考えられている.強化学習とは,運動のトライアンドエラーにて,個人と環境との相互作用から報酬を得て,報酬を最大化するように運動出力を手続き的に学習することを意味する.

6）大脳皮質—小脳による運動制御

❶小脳の構造と機能

小脳は解剖学的に3つに分けられ,発生学的,機能区分が認められる（図15）.

1つ目は,前庭小脳で片葉小節葉からなり,最も原始的な部位であり原小脳とよばれる.前庭入力と視覚入力を受け,脳幹の前庭神経核に投射し,平衡調整や眼球運動に関与する.

2つ目は,脊髄小脳で虫部と半球中間部からなり,発生学的には前庭小脳よりも新しく古小脳とよばれる.脊髄からの体性感覚入力と固有感覚入力を受け,虫部ではさらに頭部と体幹近位部からの体性感覚入力に加え視覚,聴覚,前庭感覚入力を受ける.そして,室頂核を経て脳幹網様体核および大脳皮質に投射し

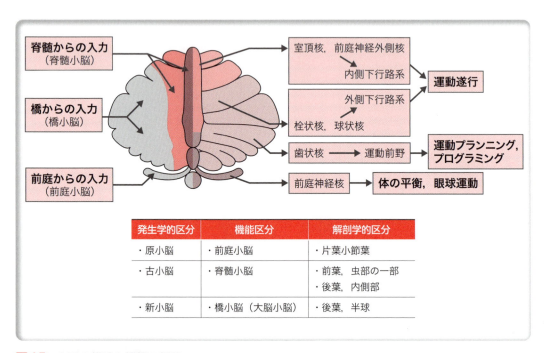

図15●小脳の構造と機能の概略
文献12より引用.

体幹や四肢近位筋の活動を制御する（内側下行路系）．半球中間部からは中位核（栓状核，球状核）に投射して四肢遠位筋の活動を制御する（外側下行路系）．

3つ目は，大脳小脳で半球外側部からなり，発生学的には最も新しく新小脳とよばれる．大脳皮質からの入力を受け，歯状核から視床を経由し運動関連領野と前頭前野に投射し，運動の計画と実行に関与する．

また，近年では，小脳が運動と直接関係のない認知機能にも関与しており，障害によって多彩な高次脳機能障害を呈する小脳性認知・情動症候群（Cerebellar Cognitive Affective Syndrome：CCAS）について臨床上での重要性が報告されている．

小脳には，一様で規則性のある構造があり，これが運動制御と運動学習において重要な働きを示す．小脳皮質は3層構造になっており，最深部から顆粒層，プルキンエ細胞層，分子層の順に並ぶ（図16）．5種類の細胞（顆粒細胞，プ

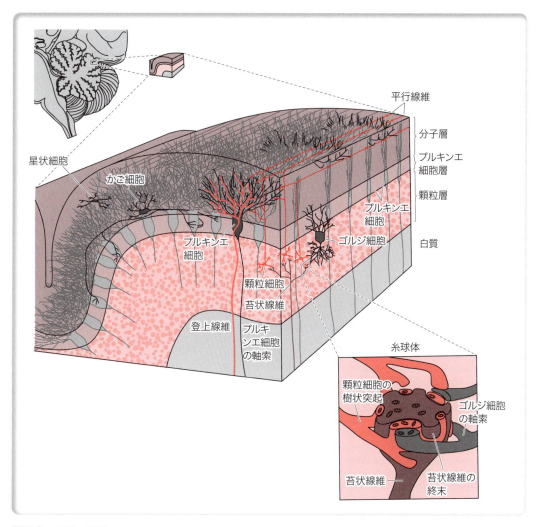

図16●小脳の構造

文献11より引用．

ルキンエ細胞，ゴルジ細胞，かご細胞，星状細胞）と2種類の入力線維（苔状線維，登上線維）で構成されている．

❷**小脳の神経回路**

　顆粒層は入力部で，脳幹・前庭・大脳皮質・脊髄からの情報を苔状線維から顆粒細胞に興奮性入力する．また顆粒層には少数のゴルジ細胞もあり，顆粒細胞に抑制入力を送る．

　中間層であるプルキンエ細胞層は出力部であり，大型のプルキンエ細胞が一層に並んでいる．プルキンエ細胞の軸索からの出力は小脳核に送られ抑制作用をもつ．また，プルキンエ細胞は上方に向かって扇状に広がった樹状突起を分子層に伸ばす．

　最表層となる分子層は情報処理部となり，ここでプルキンエ細胞の樹状突起は，顆粒細胞の軸索が上行しT型に分かれた平行線維から興奮性入力を受けるとともに，運動に関連した情報を下オリーブ核から登上線維を介して興奮性入力を受ける．また，かご細胞と星状細胞は平行線維からの入力を受け，プルキンエ細胞に抑制性出力を送る（図17）．

　登上線維からの入力はプルキンエ細胞に強い脱分極を生じさせ，同時に入力されている平行線維からのシナプス伝達効率を長期抑圧（LTD）する作用をもつ．

❸**誤差信号と運動学習**

　運動学習においては，登上線維から伝えられた運動のエラーに関する誤差信号を教師と考えて，誤差信号にもとづいた学習を「教師あり学習」や「誤差学習」とよんでいる．ある運動でエラーが生じたとき，エラーに応答して登上線

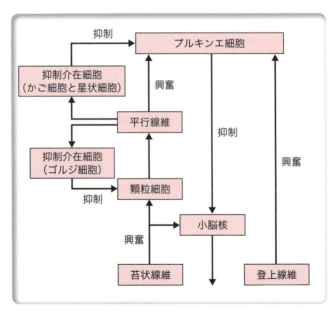

図17●小脳回路の模式図

維からプルキンエ細胞に興奮性入力を送る．同時に，エラーが生じた運動に関連する平行線維からプルキンエ細胞にも興奮性の入力が行われている．これが，長期抑圧（LTD）を受けることとなり，エラー運動が抑制される．運動をくり返すことで，しだいにエラー運動指令を伝える平行線維入力は抑えられ，登上線維からのエラー信号もなくなることで，運動を学習したと解釈することができる．

運動関連領野から出力された運動指令は，皮質脊髄路を介して出力されると同時に，皮質橋小脳路を介して小脳半球にコピーが送られている．この運動指令によって得られる感覚情報が，下オリーブ核に送られ実際の運動によって生じた感覚情報と照合される．そして，照合の結果として検出された誤差信号が，前述したように登上線維を介してプルキンエ細胞に入力され，視床を介して運動関連領野にフィードバックされることで，運動指令が書き換えられることになる．

⑥ 運動の記憶

現代の記憶モデルとしては，「符号化（encoding）」，「貯蔵（storage）」，「検索（retrieval）」による情報処理にもとづいて記憶されるという情報処理理論がベースとなっている．

AtkinsonとShiffrinによって提唱されている**二重貯蔵モデル**では，外界の情報や過去の経験などの情報のなかで，選択的注意を向けたものだけが一時的なワーキングメモリの場である短期貯蔵庫に移行し，ここでの処理を経て長期貯蔵庫に保存されるという過程が想定されている．

ワーキングメモリとは，情報を保持しながら処理をする場となるが，脳において特定の部分が機能を司るのではなく，前頭前野を中心として頭頂葉，側頭葉，帯状回皮質や辺縁系，さらに大脳基底核や小脳も含む脳全体のネットワークによって構成されていると考えられている．

運動学習においては，短期貯蔵庫に移行させる過程と短期貯蔵庫から長期貯蔵庫に保存させる過程それぞれにおいて，脳内のネットワークの特徴にもとづき，どのような介入が有効であるかが検討されている（第3章：④-⑥参照）．

⑦ 運動学習に伴う神経可塑性

運動学習によって新たな運動スキルを統合しパフォーマンスを最適化させる過程において，神経系は，機能的，構造的に変化していると考えられており，これを**神経系の可塑性**（plasticity）とよぶ．

⑧ シナプス可塑性（synaptic plasticity）

　神経線維が標的に向かって伸び，ネットワークを形成することを構造的可塑性という．これには，発達や学習に伴って構築される場合もあれば，中枢神経系の損傷からの回復過程において神経ネットワークが再構築される場合にも生じる．このようなネットワークの形成や再構築は，神経細胞レベルでの**シナプス可塑性**から生じる現象である．

　可塑性には正負の方向性があり，シナプス効率がよくなる場合を**シナプス長期増強**（long-term potentiation：**LTP**），シナプス効率が抑制される場合を**シナプス長期抑圧**（long-term depression：**LTD**）とよんでいる．そして，このシナプス可塑性が両極端に過剰にならないように制御するしくみを**メタ可塑性**（metaplasticity）とよんでいる．

⑨ Hebbの法則

　1949年にHebbは，シナプス強度の変化機序における理論として，ファイヤー＆ワイヤー理論を提唱した．端的にまとめると，「2つの神経細胞が同時に発火すると，その細胞間の神経伝達は強化される」というシナプス前細胞と後細胞の協働性と，「神経伝達の強化はシナプスごとに独立しており，同じ細胞上のシナプスでも互いに影響はおよぼさない」という入力特異性の2つの性質として記述されている．このような性質をもつ可塑性のことをHebb型の可塑性とよび，この性質をHebbの法則という．**Hebbの法則**は個体における記憶・学習の中心的な原理として位置づけられている．

⑩ 大脳皮質における可塑性

　1996年Nudoらは，リスザルを用いた実験にて一次運動野の部分的脳虚血による損傷後に小さなエサ入れからエサをとるという課題をさせることで，麻痺手機能の改善とともに一次運動野の手領域が拡大することを確認した．これを機にサルを用いた実験でも同様の現象が確認され，ヒトにおいても運動野の脳地図に変化が起きることが確認されている．脳損傷後の運動機能回復に伴う変化と健常脳の運動学習に伴う変化が同一であるとはいえないものの，共通している部分も多い．運動学習によって，大脳皮質においても可塑的変化が生じている可能性が示唆される．

3 運動学習効果の評価方法

① トランスファーデザイン

　運動学習を目的とした練習は，比較的永続的な効果と疲労などによる一時的な変化の2つをもたらす．すなわち，練習により変化したパフォーマンスは，学習だけでもたらされた効果ではない．一般に，この運動学習効果のみを評価するためには，Schmidtにより考案された**トランスファーデザイン**[3)13)]という実験手法を用いる．

　このトランスファーデザインは，練習前・練習中・練習後の3回のタイミングでパフォーマンスの測定，判定を行う（**図18**）．練習前は，現時点での学習者のパフォーマンスを知る目的で計測する．練習中は，練習を進めていく過程でのパフォーマンスの変化を知るために行う．そして，練習後は，練習におけるパフォーマンスの変化が持続しているかを知るために計測する．練習後の計測までの時間は，数分から24時間後さらに数日後と実験目的により任意で設定する．

　運動学習効果を評価する場合，練習後の計測までの時間をどのくらいあければよいのであろうか．リハビリテーションにおける運動学習効果の持続時間は，急性期から回復期における治療場面と慢性期における治療場面では異なる．急性期から回復期では，ほぼ毎日リハビリテーションが実施されるので最低でも24時間後も効果が持続することが必要であると考える．すなわち，練習後の計

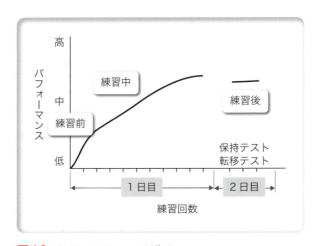

図18●トランスファーデザイン
保持テスト：運動スキルを練習した後に，数分から数日の時間をおいて同じ運動スキルを実施するテスト．転移テスト：練習した運動スキルが，別の運動スキルのパフォーマンスにどれくらい影響を与えたかを調べるテスト．

測は，最低でも24時間後に実施する必要がある．また，慢性期においては，毎日リハビリテーションを実施することは少なく，多くても週2～3回であろう．この場合には，練習後2～3日してからの計測が必要であろう．

② 神経機能の計測[14]

運動学習による脳や脊髄機能の変化を計測するために，さまざまな方法が用いられる．筋電図などの神経生理学的方法は，主にある部位の神経同士の結合やその部位内での抑制や興奮性シナプスの変化，シナプス結合の変化をみることができる．また，脳波や脳磁図（Magnetoencephalography：MEG）などは，脳活動の時間変化を計測できる．

近赤外線分光法（near-infrared spectroscopy：**NIRS**）などの非侵襲の脳活動計測装置は，脳血流や酸素化の程度と神経活動に関係性があることを利用して，脳内血液の酸素状態の変化を計測することができる．NIRSは，同じく非侵襲の脳活動計測装置である機能的磁気共鳴画像法（fMRI），脳磁図（MEG）などの装置と比較して，特殊な検査室は要さず，小型で，場所の制限なく計測が可能である．また，歩行やバランス練習といった動作中における脳活動を計測できるなどの利点から，リハビリテーションにおける研究場面で多く用いられている．例えば，NIRSを用いてリハビリテーションの効果を検証したMiyaiらの報告では，脳卒中片麻痺患者を対象に，約3カ月間の入院リハビリテーション前後の比較を実施した[15]．その結果，歩行機能の改善（ケーデンスや麻痺肢の振り出し）と感覚運動野の賦活が対称的となり，病変側運動前野の賦活が有意に増加したと報告している．また，近年ではNIRSを用いたニューロフィードバックによる介入も実施されている[16]．脳卒中後上肢麻痺に対する機能回復促進効果の有無を検討する無作為化二重盲検試験により，手指機能を含めた麻痺側上肢の機能改善効果が認められ，NIRSを用いたニューロフィードバックが機能回復を促進する可能性が示唆された[17]．

③ パフォーマンスの計測

才藤は，「運動療法は，異常をもった個人に行動レベルで介入し行動の変化を促す」という特徴をもっていると述べている[18]．すなわち，神経機能の変化を促すことも大事であるが，肝心かなめの患者のパフォーマンスが変化しなくては，運動療法を実施した意味がない．理学療法士による介入により，神経機能に直接アプローチすることは非常に難しい．理学療法士は，あくまでも運動療法により運動障害にアプローチし，パフォーマンスの変化を促すことが基本で

ある．すなわち，**運動療法の効果を知るうえで最も重要な評価は，パフォーマンスの計測**である．もちろん，脳機能や脊髄機能を評価することも重要ではあるが，リハビリテーション医療においてパフォーマンスの計測をないがしろにすることはできない．

近年，臨床場面において**パフォーマンステスト**が非常によく用いられている印象がある．このパフォーマンステストには，TUG[※1]，FBS[※2]，そして10m歩行速度テスト[※3]などがある．パフォーマンステストは，簡便であり運動療法の効果判定に非常に有用である．一方，量的側面および質的側面の両方を含有するパフォーマンステストでは，質的側面である運動学習効果のみを抽出するのは困難である．この問題を解決するには，理学療法士は，動作観察から量的，質的，いずれの問題であるか仮説を立て，介入を通じた分析をすることが重要である．例えば，歩行分析の結果，反張膝がみられる患者に大腿四頭筋の筋力低下があると仮説を立てたとする．そこで，徒手筋力検査（MMT）を実施したところ3と判定されたとしても，仮説を証明したことにはならない．原因と結果の因果関係について仮説を立てたのだから，「原因を取り除くと結果が改善した」事実によってこそ立証できたといえる．この場合，介入の結果として大腿四頭筋の筋力を増大するか，装具などでその筋力を補助するかして，反張膝が減少したという分析までを行って仮説を証明したことになる．

4 運動学習効果を高める方法

① モチベーション（動機づけ）

モチベーションは動機を与えること・動機づけと訳され，モチベーションと動機づけは同じ意味として用いられる．主に心理学や体育の分野で研究がなされ，「**モチベーションは人間に行動を起こさせ，その行動を持続してある一定の方向に向かわせる心的な過程**」を指すといわれている[19]．言い換えると，運動するかしないかはモチベーションによって決まるということであり，モチベーションは運動行動の最も重要な要因である[19]．

実際，モチベーションはパフォーマンスの向上にも影響を与える[2)20)]とされ，運動学習を図る場合，重要な要因になると考えられる（**図19**）．

一方，理学療法の分野では，モチベーションに関する報告は散見する程度で

[※1] TUG（timed up and go test）：椅子座位から立ち上がり，3mを往復して歩行した後にもとの椅子に着座するまでの時間を計測するテスト．
[※2] FBS（functional balance scale）：14項目の課題を実施し，姿勢バランスを総合的に計測することができるテスト．
[※3] 10m歩行速度テスト：10mの定常歩行の速度を計測するテスト．

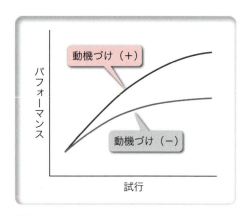

図19●モチベーションとパフォーマンス
文献2より引用.

あるものの，運動学習への効果が認められ[21)22)]，QOLを含めた帰結にも影響をおよぼす[23)]といった報告がなされ，リハビリテーションにおけるモチベーションの重要性が示されている．

このように，モチベーションは運動学習を図る際，**練習という運動をするきっかけとして重要**になると考えられ，理学療法士は**患者のモチベーションをいかに高めるか**を考慮する必要がある．

1）モチベーションの分類

一般的にモチベーションは**外発的動機づけ**および**内発的動機づけ**に分けられ，その共通点は「**報酬**」である．

❶外発的動機づけ

外発的動機づけはさらにホメオスタシス性動機，性的動機，情緒的動機，社会的動機に分けることができる[19)]．多くの場合，**外的な報酬**を得ようとして運動のモチベーションが生じる．例えば，運動の結果に応じて報酬としての賞金が得られる，または，誰かに褒められるというように，外的報酬（賞金や称賛）がきっかけとなり運動が生じる．外発的動機づけは次に説明する「内発的動機づけ」が低い場合において運動のきっかけをつくる有効な手段になる一方で，内発的動機づけが高い場合では内発的動機づけを抑制する効果もある（詳細は第3章：❹-①-3)参照）．

❷内発的動機づけ

内発的動機づけは**運動をすること自体が報酬**である．賞金が得られなくても，褒められることがなくても，自分のために運動をすること，その運動をすること自体への喜び，面白さ，楽しさ，充実感，満足感といったことがきっかけとなり運動が生じる．

一般的に外発的動機づけよりも内発的動機づけの方が運動に対する継続性が

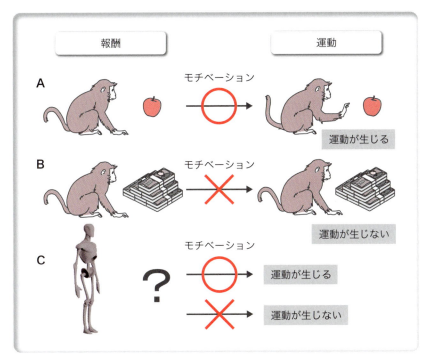

図20●報酬と運動の関係
報酬がモチベーションを高め運動が生じる．A）サルはリンゴが報酬となり，モチベーションが高まることで運動が生じる．B）サルは賞金が報酬にならないため，モチベーションは高まらず運動が生じない．C）理学療法士は学習者にとっての報酬が何か検討する必要がある．

あるといわれている．

2）モチベーションの高め方

運動を起こすきっかけになるモチベーションの高め方にはいくつか考慮するポイントがあり，以下に示す．

❶報酬の設定

運動学習を検証する研究において，サルやラットなどの動物を用いる場合，練習させるためのきっかけとして餌を用意することが多い．

例えば上肢麻痺のサルに，麻痺した上肢を使って餌をとらせる練習をすることで上肢機能が改善する報告がされている．また，対麻痺のラットに，麻痺した下肢を使って前方へ移動しないと餌がとれない環境において，下肢の練習をさせることで下肢機能の改善が報告されている．

これらの実験で重要なことは動物にとって餌が報酬になっており，運動を生じさせるモチベーションになっているということである．もし，餌でなく1,000万円の賞金を目の前においた場合には，動物は麻痺した上下肢を使用することはないだろう（図20）．つまり，**何が報酬となるかには違いがある**ということであり，動物にとっては餌が報酬であり賞金は報酬でないということである．

臨床場面で，理学療法士のニードと患者の主訴やホープとの違いがある場合，

モチベーションがうまく高められないことが予測される．実際，理学療法士からすると改善傾向ととらえられる身体機能面の定量的な変化が得られたとしても，患者の主観的な改善の実感がないと運動の継続が困難であったという報告もある[24]．

したがって，モチベーションを高める際，報酬は必要であるが，報酬には人によって違いがあり，臨床場面では**学習者にとって何が報酬になるかという報酬の設定**が重要である．

❷目標の難易度設定（第3章：❺参照）

運動を生じさせるにはモチベーションが重要であり，そのためには報酬を設定することが必要であると述べてきた．ここでは，設定した報酬が得られるかどうかを左右する，課題における目標の難易度設定について説明する．

宮井は，行動は報酬そのものではなく，報酬に対する期待との誤差によって規定されるとし，重症度と病期に応じた運動課題の選択と到達目標設定を進捗に応じて更新していくことが重要であると述べている[14]．

例えば，前述したサルの研究では餌が報酬であったが，絶対に開けることができない透明な箱の中に餌が入っていた場合，どうなるだろうか（図21）．はじめは餌をとろうとするだろうが，とれないとわかると，いつしか餌をとるのを諦め，麻痺した上下肢を使わなくなるだろう．つまり，餌がとれるという期待に対して餌がとれないという結果の誤差がサルのモチベーションを下げ，運動が生成されないことになる．

このような場合はサルが試行錯誤して何とか箱を開けようとしたときに餌がとり出せる難易度の課題に変更（この場合，箱のふたを開けやすくするなどして難易度を調整）する必要がある．そうすることでサルは練習することで餌を得ることができ，餌がとれるという期待に対して餌がとれたという結果が得られ，運動に対するモチベーションは維持されるだろう．

臨床場面で考えてみる．片麻痺患者に対し，麻痺側での片脚立位10秒を目標とした際に，患者が10秒程度なら片脚立位ができるだろうと期待したとする（この場合，患者は10秒間の片脚立位が自分のためになると考え，10秒間の片脚立位を遂行することが報酬となり内発的動機づけがなされたと仮定する）（図22）．実際，片脚立位をすると1秒程度が限界であり，何度くり返しても結果は変わらなかったとする．その結果，片脚立位が10秒できるという期待と1秒程度が限界という結果との誤差によって片脚立位に対するモチベーションが低下してしまう患者もいるだろう．このような場合は課題の難易度という視点から，まずは1秒間の片脚立位ができるよう目標を調整する必要がある．

このように，そのときの**患者に合わせた運動課題の難易度設定**を考慮する必

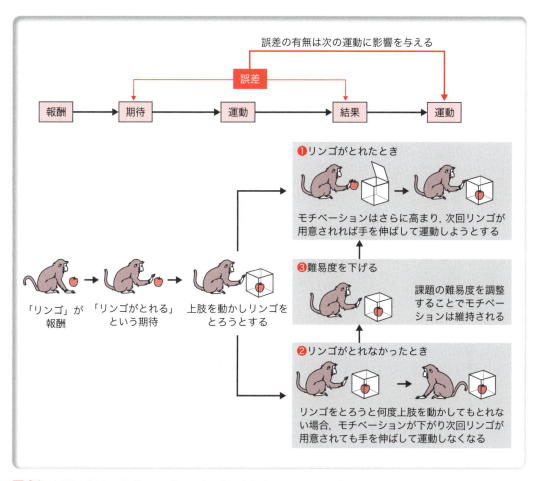

図21 ● 報酬に対する期待と運動の関係（上肢麻痺のサルの場合）
サルにとってリンゴは報酬であり，リンゴがとれるという期待から運動が生じる．❶期待通りリンゴがとれると運動は強化される．❷しかし，リンゴがとれなかった場合，モチベーションは下がり，運動しなくなる．❸課題の難易度を調整することで期待と結果の誤差を調整しモチベーションをコントロールする．

要がある．

❸目標の設定

Schmidt はモチベーションを高めるには明確な目標の設定が重要であると述べている[25]．ライフルで的に当てる課題において，ベストを尽くせといわれるよりも，学習者自身もしくは第三者が決めた点数を目標にした場合の方が，点数はよかったとの報告がある[25]（図23）．これは**明確な目標設定**が患者のモチベーションを高め，運動学習に効果的であることを示している（**第3章：❺参照**）．

このように，課題を設定する場合，明確な目標設定が必要になる．片麻痺患者の片脚立位課題を例にあげると，保持時間をできるだけ長く指示する課題よりも自分で設定させたり，理学療法士が具体的に設定した方がモチベーションは上がり，パフォーマンスも良好な結果が得られると考えられる．

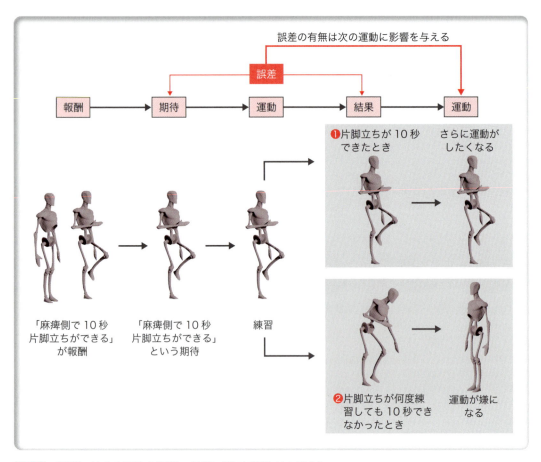

図22●報酬に対する期待と運動の関係（片麻痺患者の場合）
片麻痺者が「10秒片脚立ちができる」ことが自分にとってよいことであると考え，「10秒片脚立ちができる」という期待になり，運動を何度も生じさせる．❶うまくできるようになればさらに運動をしたくなるが，❷全くできない場合運動が嫌になり運動をしなくなる．

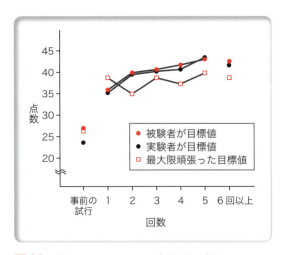

図23●射撃課題における目標設定の効果
射撃課題の点数を縦軸に，横軸は回数を示し，●は被験者が目標値を設定，●は実験者が目標値を設定，□は最大限頑張った目標値を設定させた．1回目は□がよかったが2回目以降および保持に関しては具体的に示した目標設定の方がよい成績を残した．文献25より引用．

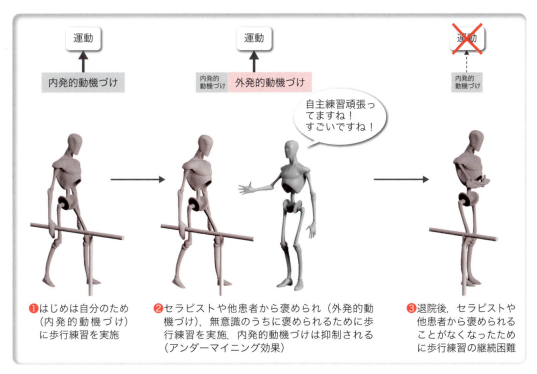

図24●アンダーマイニング効果

❶はじめは自分のため（内発的動機づけ）に歩行練習を実施

❷セラピストや他患者から褒められ（外発的動機づけ）、無意識のうちに褒められるために歩行練習を実施．内発的動機づけは抑制される（アンダーマイニング効果）

❸退院後、セラピストや他患者から褒められることがなくなったために歩行練習の継続困難

3）アンダーマイニング効果

アンダーマイニング効果とは**外的報酬が内発的動機づけを低下させる効果**[26]のことを指す．例えば、もともと内発的動機づけによってある課題を自分のために練習していた学習者に対し、練習をした報酬として賞金（外的報酬）を与えると、内発的動機づけが低下してしまう現象である．

この現象は臨床場面でもみられるかもしれない．例えば、自分の身体をよくするために自主練習として歩行練習を熱心に取り組んでいた患者（内発的動機づけによって練習が行われている）に対し、理学療法士を含む病院スタッフ、他患者などから自主練習をしていることを褒められた（外的報酬）とする（**図24**）．患者は自分のために自主練習していたにもかかわらず、無意識のうちに褒められるために自主練習をするようになってしまう．そうなると自宅に退院すると誰からも褒められることがなくなり（外的報酬が得られない）、自主練習の継続が困難になることが考えられる．

このように、内発的動機づけで運動が行われている状況では外的報酬は内発的動機づけを抑制する効果をもつことがあるため注意が必要である．

4）外発的動機づけと内発的動機づけの使い方

リハビリテーションにおいて、最終的には、外発的動機づけがなくても内発的動機づけによって運動が行われるようになることをめざすべきと考える．そ

うすることで，自主練習を含め，身体的ケアが自主的に継続的に行われると考えられるからである．しかしながら実際は運動を内発的動機づけだけで継続し続けることは難しく，そのときの状況に合わせて**外発的動機づけと内発的動機づけの適度なバランスを保つこと**が必要になる．

　対象者のリハビリテーションに対するモチベーションが低い（内発的動機づけが低い）場合は，理学療法士は称賛を多めにし，さらに「これができたら今日のリハは終わりです」というように外的報酬を用意する．また，対象者自身も「リハが終わったら寝よう」といったように外的報酬（この場合，寝ることが外的報酬になる）を用意することでリハビリテーションの遂行が可能になる場合がある．

　一方で，リハビリテーションに対するモチベーションが高い（内発的動機づけが高い）場合は，「すごく頑張ってますね」などの声かけを過剰にしないかかわりが，アンダーマイニング効果を予防した自主的なリハビリテーションの遂行を可能にする．

　このように**内発的動機づけが低いときには外発的動機づけを増やし，内発的動機づけが高いときには外発的動機づけは控えめにする**必要がある．したがって，学習者が課題に対して今どのような想いをもって取り組んでいるかを理解しようとするかかわりが必要になる．

② リハビリテーションにおける教示と口頭指示

　教示とは知識や方法などを**教え示すこと**であり，運動学習においては今から行う練習がどのような運動か，何が正解であるか伝えることを指す．理学療法士が患者に教示することは，目標とする運動を共有し運動学習を効率的に進める重要な役割をもつ．

　伝え方は主に口頭指示が多く用いられ，補助的に視覚的な情報（写真や動画，もしくは理学療法士が模倣するなど）を与える場合がある（図25）．注意点としては，口頭指示を多く与えるのではなく，運動の要点を簡潔にまとめ，簡単に伝えることである．例えば，立位姿勢の患者に「今から左足に体重を100％移動させ，右足の股関節と膝関節を少し曲げて床から足を上げた後，膝関節だけは徐々に伸ばしていき，足が床に着く瞬間はつま先を上にあげた状態で一歩前に出してください」（図26）というより，「今から右足を一歩前に出して踵から床についてください」（図25）の方が今からどんな運動をすればよいかがわかるのではないだろうか．もちろん，患者の学習が進むにしたがって，より詳しく運動を教示していく方がよいこともある．

　このように練習前，特に初期の練習場面において，理学療法士がわかりやす

4 運動学習効果を高める方法

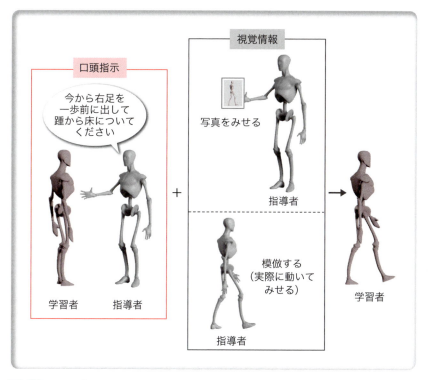

図25●リハビリテーションにおける教示方法(よい例)
口頭指示は要点を簡潔にまとめ伝える.また,補助的な視覚情報を用いるとより効率よく教示が可能になる.

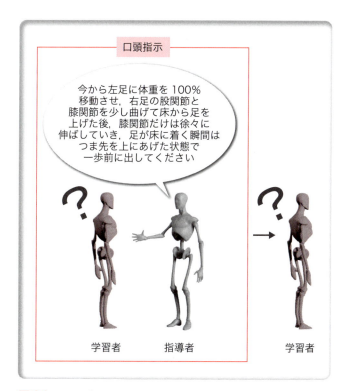

図26●リハビリテーションにおける教示方法(悪い例)
口頭指示を多く与えられてもどのような運動を行えばよいかわからない.

113

く簡潔に指示を出すことが，その後の円滑な練習を実施していくためには必要である．

③ 運動イメージ

　運動イメージは実際に運動することなく，ある運動を頭のなかで再現することである．運動イメージによって，実際に運動する場合とほぼ同部位の脳活動が生じ[14]，脊髄の興奮性も高まる[27]とされている（図27）．したがって，脳卒中などによる運動麻痺，廃用症候群などによる体力の低下，または手術などによる関節の一時的な固定・運動制限などによって実際の運動が困難な患者に対し，運動イメージによって脳・脊髄の活動，および回復後のパフォーマンスに影響を与えることができる．そのため，運動イメージを利用した練習（**メンタルプラクティス**）は運動学習を含めた運動療法の1つとして期待されている．

　実際に運動イメージが運動パフォーマンスによい影響をおよぼしたと報告されているものもみられ[28]，理学療法，作業療法において有益である[29]とされる．一方で，運動イメージの効果が認められなかった報告もあり，運動イメージを用いた練習方法は確立されていないのが現状である．

　この原因としては，学習者が実際にどの程度運動イメージをしているか，指導者が確認できない点と学習者にとって課題の難易度が高いと運動イメージが困難になるといった点があげられる．

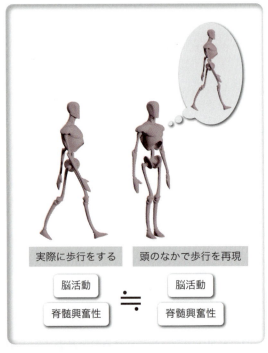

図27●運動イメージ

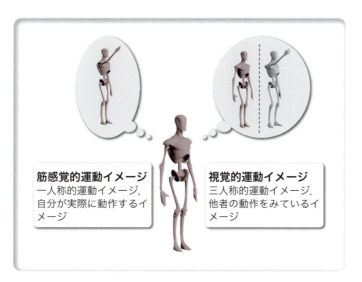

図28 ● 筋感覚的運動イメージと視覚的運動イメージ

筋感覚的運動イメージ
一人称的運動イメージ，自分が実際に動作するイメージ

視覚的運動イメージ
三人称的運動イメージ，他者の動作をみているイメージ

ここでは運動イメージの種類とメンタルプラクティスにおいて現在効果的と考えられる方法を記載する．

1) 運動イメージの種類

運動イメージは，自分が実際に動作するイメージである**筋感覚的運動イメージ（一人称的運動イメージ**ともよばれる）と自分が他者の運動を見ているようなイメージである**視覚的運動イメージ（三人称的運動イメージ**ともよばれる）の2つに分類される（図28）．

2) 運動イメージの効果的な練習方法（図29）

❶筋感覚的運動イメージを使用する

筋感覚的運動イメージは高齢になると想起しにくくなるともいわれている．学習者に対して，教示によって完全に筋感覚的運動イメージをさせることは限界があるが，リハビリテーションの場では，視覚的運動イメージよりも**筋感覚的運動イメージの方が一般的とされている**[14]．つまり，運動イメージを用いた練習を実施する場合には他者の動作を見ているイメージではなく，**自分が実際に動作するイメージを用いるよう教示する**必要がある．

❷身体運動と運動イメージを組合わせる

例えば，運動イメージのみの介入ではなく，運動イメージをした後に身体運動を実施し，再度運動イメージをする．このように運動イメージと身体運動を組合わせることはメンタルプラクティス単独で行うよりも効果が大きくなるといわれている[19]．

❸リラックスしてイメージ想起に集中できるようにする

運動イメージは頭のなかで考えることであるため，集中できる環境設定が必

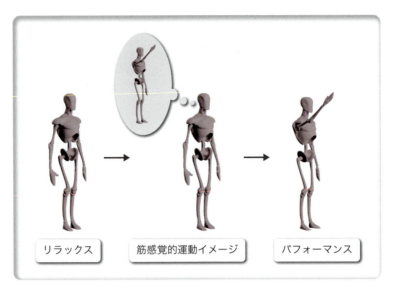

図29● 運動イメージを用いた練習方法

イメージを用いる際，イメージ前には十分リラックスしイメージに集中できるよう配慮する．イメージの方法は筋感覚的運動イメージを用い，実際に運動時にかかる時間以上は最低限イメージしてもらい，可能な限り細部までくり返しイメージする．その後パフォーマンスをみてイメージの効果を評価する．このときイメージ後に実際に身体運動を行うとより効果的であると考えられている．

要である[19)30)]．平岡らの方法では運動イメージ前にリラックスする時間を設け，イメージに集中できるよう配慮されている[30)]．

❹ **1回のイメージ想起時間**

基本的にイメージは脳内の活動であり疲労しやすい．そのため，長時間は困難である[19)]．また，イメージする際，動作の関節角度や感覚だけでなく，速度，イメージにかかる時間についても考慮する必要がある．そのため1回のイメージ想起時間は，目標とする動作の実際にかかる時間と同じであると考え，それより少し長い時間を設定する．

❺ **可能な限り詳細に何度もくり返しイメージする**

運動イメージを用いた練習を行う際，可能な限り詳細に何度もイメージをくり返すことが重要といわれている[31)]．

「詳細に」という意味は運動をする環境も含んでおり，どんな場所で運動するかまでもイメージするとよい．つまり，練習での運動イメージは本番の環境と状況までもイメージしながら行うべきである．臨床場面では回復後の日常をイメージして練習することで，より円滑に平行棒内から平行棒外のリハ室へ，リハ室から自宅へ，自宅から屋外へ動作が可能になると考えられる．

さらに，何度も何度もイメージすることで良好な成績が得られるといわれている．

④ フィードバック

1）フィードバックの役割と分類

フィードバックとは，ある目標値とパフォーマンスとの差，つまりエラーについての情報（誤差情報）[3]のことである．このエラー情報は，運動を再獲得する過程において運動を修正する手掛かりとなり，運動を目標値に近づける役割をもつ．また，エラー情報があることで，運動を目標に近づけようと懸命に練習するようになること，エラーが減少した場合，もしくはエラーがなくなり目標値に達した場合はその結果が学習者の報酬となり，さらに練習に打ち込むようになることも考えられ，エラー情報は運動に対するモチベーションを与える役割ももつ．

このように**フィードバックは運動を修正し目標に近づける役割をもち，運動に対するモチベーション**（第3章：④-①参照）**を与え，運動学習を行ううえで必要不可欠な要素**である．しかし，臨床場面においてフィードバックを用いる際に，いつ，どのように，どれだけ与えればよいかについて決まった方法は明確にされていない．ここでは，現在までに運動学習を図るうえで有効であると考えられる内容を記載することとする．

2）フィードバックの種類

フィードバックは，大きく内在的フィードバックと外在的フィードバックに分けられる（図30）．

❶内在的フィードバック

内在的フィードバックは生得的フィードバックともよばれ[3]，**運動の実行そのものによってもたらされる情報のことであり，常に運動とともに生起する**[19]．言い換えると，学習者が実施した運動そのものから学習者自身が得る**感覚情報**（視覚，固有感覚，聴覚，力覚，触覚，嗅覚など）である[7,32]．

この感覚情報は運動を行っている最中に得られる**同時フィードバック**と，運動直後に得られる**即時的フィードバック**，運動後に得られる**最終フィードバック**に分けられる．運動直後および運動後に得られる内在的フィードバックは運動の記憶についての感覚情報であり，運動中の感覚情報を思い出すことで得られる．

これらの内在的フィードバックは運動課題を行った際，その課題をうまくできたと感じれば**報酬**となり，失敗したと感じれば**エラー情報**となる[14]．

例えば，小学生のときに逆上がりをした場合，逆上がりしている最中における自分にしかわからない感覚が内在的フィードバックであり，同時フィードバッ

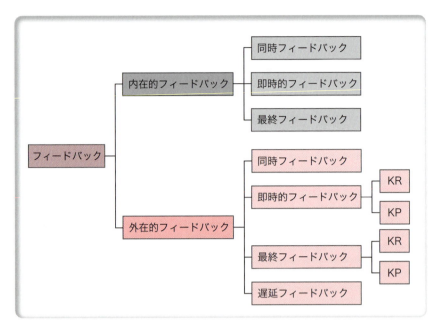

図30● フィードバックの種類　　KR：結果の知識．KP：パフォーマンスの知識．

クとして受け取られる（図31）．逆上がりが成功した場合，内在的フィードバックが報酬となりモチベーションが高まり，その運動は強化（図21，図22も参照）されるが，逆上がりに失敗した際は内在的フィードバックがエラー情報となり動作の修正に役立てられる．逆上がりが成功した場合も失敗した場合も運動直後なら即時的フィードバックとして，運動後であるなら最終フィードバックとして記憶から感覚を思い出し，成功した際は報酬として，失敗した際はエラー情報として処理される．

　臨床場面で考えると，歩行練習中に患者本人がうまく歩けたと感じた場合，そのときの感覚情報が内在的フィードバックとなり，その感覚を再現しようとすることで運動が修正され，強化され，運動学習が生じる．このように内在的フィードバックは，重要な学習手段である．

　一方で，感覚障害を呈する患者は，内在的フィードバックが受け取りにくい状態にある．そのため，たとえ運動がうまくいったとしても，うまくいったときの感覚情報がわからないために強化することが難しくなる．また，運動がうまくいかず失敗したときにもエラー情報としての感覚情報が入ってこないため，運動を修正することが困難になる．このような，重度の感覚障害を呈している患者に対しては感覚障害部位（内在的フィードバックを受け取りにくい部位）への感覚入力が重要になってくるが，感覚障害のない部位で代償することで運動を学習できる場合もある．すなわち，麻痺側足底に重度の感覚障害があったとしても麻痺側膝関節，股関節，体幹に伝わる感覚情報によって代償できるよう介入するのも1つの方法である．箸の先に感覚受容器はないが，箸をもって

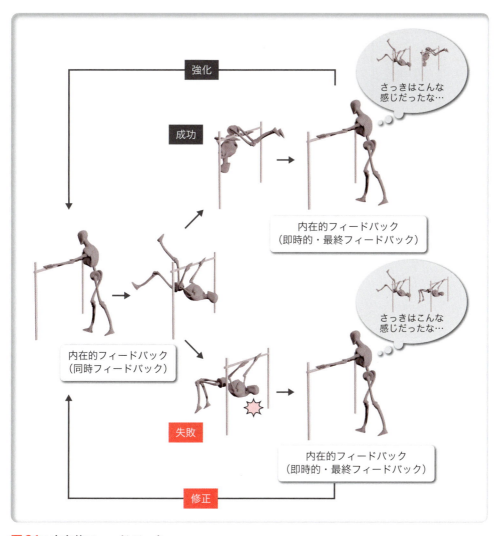

図31●内在的フィードバック

いる指に伝わる感覚で箸の先に何があるか，どういう状況か理解することができるということと同様の考え方である．または，後述する外在的フィードバックも有効な手段の1つになる．

❷外在的フィードバック

　外在的フィードバックは附加的フィードバック，増幅フィードバックともよばれ，**何らかの人工的手段によって学習者に戻される情報**である[3]．大きく分けて視覚，聴覚，触覚からのフィードバックがある（図32）．スクリーンやビデオカメラなどで視覚的にフィードバックするものを**視覚的フィードバック**という．スピーカーから音によってフィードバックするものを**聴覚的フィードバック**という．ロボットや振動刺激によって触覚にフィードバックするものを**触覚的フィードバック**という．

　内在的フィードバックと同様に，運動課題の試行中に同時に与えられる外在

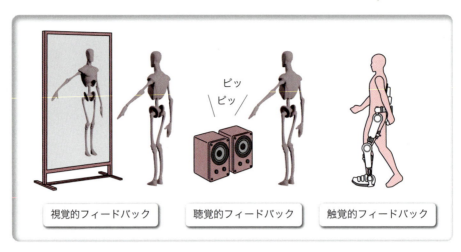

図32●外在的フィードバック

的フィードバックを**同時フィードバック**といい，運動制御にかかわる筋電信号，力学的信号，運動学的信号や理学療法士の評価にもとづく**言語的フィードバック，ハンドリング**などがある[14]．一方，課題の試行直後に与える外在的フィードバックを**即時的フィードバック**といい，運動後に与えられる外在的フィードバックを**最終フィードバック**という．さらに，課題を行った**結果がどうであったかを伝えるKR**と**パフォーマンスの知識を伝えるKP**がある[14]．

KRは結果の知識（knowledge of results）といわれ，通常環境目標に対する行為の成功についての言語情報である[3]．例えば，競技後の得点やコーチから受けた点数のことを指す．臨床では，歩行練習の場面で最終フィードバックとして「今の歩行速度は3km/hでした」という場合や，立ち上がり動作の場面で「今のはうまく立ち上がれていました」などがKRである．

KPはパフォーマンスの知識（knowledge of performance）といい，運動学的フィードバックともいわれ[3]，運動の質に関する情報[33]である．つまり，目標としていた運動が成功したかどうかをフィードバックするのではなく，運動学的に運動パターンが成功したかどうかについてフィードバックする．臨床場面では，最終フィードバックとして歩行練習の場面で「足の背屈が不十分でした」や，立ち上がり動作の場面では「体幹が前に倒せていました」などがKPである．

このように外在的フィードバックは内在的フィードバック以外（KRは一部内在的フィードバックと重複する場合がある）に供給される情報である．臨床場面では理学療法士が与える場合が多く，適切な外在的フィードバックが与えられるかどうかは理学療法士にかかっている．

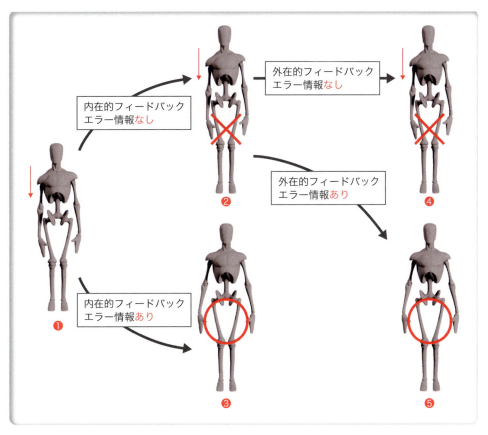

図33●エラー情報の認識と行動修正
学習者の右肩関節が下がっている状態（❶）において，内在的フィードバックによって右肩関節が下がっている感覚がわかっていれば左右対称に戻すことが可能である（❸）．一方で，内在的フィードバックによって右肩関節が下がっていることがエラー情報として処理されない場合，右肩関節は下がったままである（❷）．内在的フィードバックがエラー情報として認識されない状況において右肩関節が下がっているという外在的フィードバックを与えることで左右対称に戻すことが可能になる（❺）．しかし，右肩関節が下がっているという情報を学習者が理解できない場合，もしくは右肩関節が下がっているという情報に値しない外在的フィードバックがされた場合，エラー情報とならず右肩関節は下がったままになる（❹）．

3）内在的フィードバックと外在的フィードバックの関係

　　内在的フィードバックと外在的フィードバックは運動学習に必要なエラー情報であると述べてきた．運動学習を図りたい場合，エラーがないところに学習はありえないといわれるほど，エラー情報が重要になる．

　学習者が，内在的フィードバックによって自分自身のパフォーマンスのエラーを検出できない場合，理論的には外在的フィードバックによってエラー情報が与えられない限り目標とする運動学習は生じないと考えられる．例えば，集合写真で自分の右肩が下がっているのを見てこんなに下がっているなんてと驚くことを一度は経験したと思う（図33）．このとき，本人としては左右対称に立位姿勢をとっているつもりであって，内在的フィードバックはエラー情報になっていない．写真で，視覚的な外在的フィードバックを受け取ることで，はじめてエラー情報を確認できるようになる．この場面において外在的フィードバッ

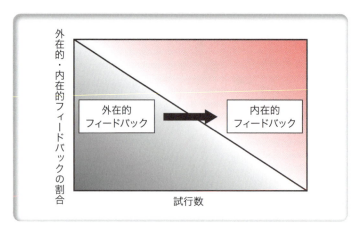

図34 ● 外在的フィードバックから内在的フィードバックへの移行
横軸を試行数，縦軸を与えるフィードバックが内在的か外在的かの割合で示す．外在的フィードバックに頼りすぎずに，最終的には内在的フィードバックへ移行できるよう進める．

クがなければ永遠に立位姿勢の非対称性が修正されることはないだろう．

このように，運動学習において重要なことはフィードバックによってエラー情報を認識できるかどうかである．それが内在的フィードバックであっても外在的フィードバックであっても，エラー情報が得られるということが重要であり，正しいエラー情報を提供できるよう理学療法士は配慮する必要がある．

ただし，最終的には学習が進むにつれて，外在的フィードバックがない状態であっても目的の運動を遂行できる能力を習得する必要があり，**学習の初段階において外在的フィードバックは必要であるが，最終的には内在的フィードバックで運動を遂行できるよう，外在的フィードバックを減らしていく必要がある**（第３章：❹-❹-5)-❹参照）（図34）．

4）外在的フィードバックの問題（図35）

外在的フィードバックは運動学習にエラー情報を与える重要な役割をもつとともに報酬としてモチベーションを向上させる効果ももつが，与えすぎると２つの点で悪影響をおよぼすことがわかっている．

❶フィードバック産出依存性

1つ目は**フィードバック産出依存性**とよばれ，外在的フィードバックを毎回与える練習を実施すると運動自体は修正され目標に近づくが，いったん外在的フィードバックがなくなると学習効果を保持できないというものである（図35A）．理由としては，毎回の練習で外在的フィードバックを与えられると，学習者は外在的フィードバックを頼りに運動の修正をするようになり，外在的フィードバックがなくなると途端に運動がコントロールできないようになるためと考えられる．

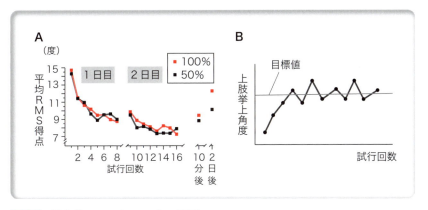

図35● 外在的フィードバックの問題
A）毎回フィードバックを与えると目標値には近づくが保持できない．RMS（二乗平均平方根）：ばらつきの指標．文献3をもとに作成．B）目標値とわずかなズレで遂行できるところまで学習が進んだ状態でフィードバックによって毎回修正が加わるため運動はばらつく．

❷運動の不安定

　2つ目は**運動が不安定になる**ということである．これはある程度学習が進んだ状況でみられる．基本的に学習が進むにつれて目標とのズレは徐々に小さくなり，わずかな状態になる．この状況においても外在的フィードバックが与えられすぎるとどうなるだろうか．学習者は，目標とわずかなズレで遂行できるところまで運動が学習されているにもかかわらず，毎回運動の修正を強制されるため，安定した運動の構築が困難となり，運動はばらつき不安定なものになると考えられている（**図35B**）．

　このように運動学習において外在的フィードバックは重要であるが，これらのような問題を併せもっていることを理解する必要があり，フィードバックに依存的にならないよう，また運動が不安定にならないよう工夫が必要になる．その具体的な工夫として，3つの方法（**漸減的フィードバック，帯域幅フィードバック，要約フィードバック**）が提案されている（後述）．

5）効果的なフィードバックの与え方

　前述した通り，ある課題に対して決まったフィードバック法は存在しない．ここではフィードバックを用いる際に，いつ，どのように，どれだけ与えればよいかについて，一般的な原則として報告されている内容を中心に記載する．

　臨床場面においてフィードバックを与える際に考えるべきことは，フィードバックの内容，量，タイミング，スケジュール，デザインであると考えられる．

❶フィードバックの内容

　フィードバックする内容は学習者が制御可能なものを選択する[3]．例えば，随意性のみられない麻痺した上肢に対して肘関節屈曲課題を課し，角度についてフィードバックしても学習者が制御できないため意味がない．目標とする運動

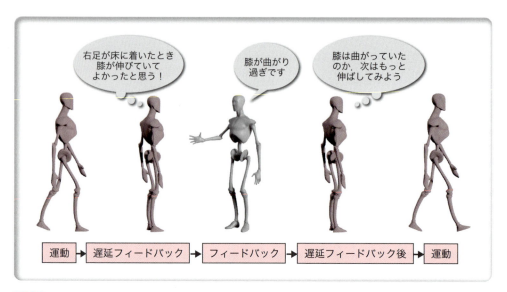

図36●フィードバックのタイミング
運動からフィードバックまでの期間を遅延フィードバックといい，フィードバックから次の運動までの期間を遅延フィードバック後という．それぞれの期間においての脳内活動は異なる．

課題とのギャップが関節運動なのか速度なのかタイミングなのか，ギャップを小さくする運動練習が学習者にとって制御可能かどうかを確認する必要がある．

❷フィードバックの量

　フィードバックの量は基本的に1つにした方がよい．フィードバックしたい内容，つまり修正したい点がいくつもある場合でも，特に初心者なら，まずは1つのみに限定してフィードバックする．その1つが学習されたら次の課題というように確実に1つずつ学習できるよう進める．一度に多くのフィードバックをしてしまうと運動の修正の処理が追いつかなくなることが予測されるためである．学習が進んでくると一度に2～3つのフィードバックが可能になるかもしれない．適切な量のフィードバックができているかどうかは，学習が進んでいるかどうかで確認する必要がある（第3章：❸参照）．

❸フィードバックのタイミング

　本来フィードバックはある試行後に与えられ，学習者は与えられたフィードバックをもとに再度試行を実施する．試行とフィードバック付与までの時間間隔を**遅延フィードバック**といい，脳内では試行した際の運動感覚（内在的フィードバック）を処理し保持している状態である（図36）．一方，フィードバック付与から再試行までの時間間隔を**遅延フィードバック後**といい，脳内ではフィードバック内容と試行時の内在的フィードバックと照らし合わせて次の運動計画を立てている．

　一般的には**遅延フィードバックは2～3秒以上設けた方がよい**とされ

る[3)13)]．遅延フィードバックを0にした場合が前述の即時的フィードバックである．例えばサッカーのPKなどで，サッカーボールを蹴った直後にボールを見てゴールしたかどうかのフィードバックが即時的フィードバックである．即時的フィードバックによる運動の修正が可能であるが，保持テストでは有害であるという報告もある[3)]．

一方，**遅延フィードバック後は2秒程度**がよい[13)]，あるいは**5秒以上あけた方がよい**[3)]とされる報告がある．しかしながら，一貫した報告がないのが現状である．その理由としては遅延フィードバックと遅延フィードバック後に必要な時間は学習者の課題に対する難易度に依存する可能性があるからである（**第3章：❺参照**）．

❹フィードバックのスケジュール

フィードバックには，前述したように**フィードバック産出依存性**によって学習効果が得られないことや**パフォーマンスが不安定**になる場合がある．以下にこれらの現象を軽減する方法を示す．

・**漸減的フィードバック**（図37）：まず**全試行中の何試行ごとに1回フィードバックを与えるかを設定し，それからフィードバック回数を徐々に減らしていく方法**である．例えば，100回試行するとして100回すべての試行後にフィードバックを与える場合を100％フィードバックという．2回に1回ずつフィードバックを与えると50％フィードバックという．これを学習者の学習度合いに応じて100％から50％，20％というように減らしていく方法である．

・**帯域幅フィードバック**（図38）：運動の目標値から許容できる範囲を決めて

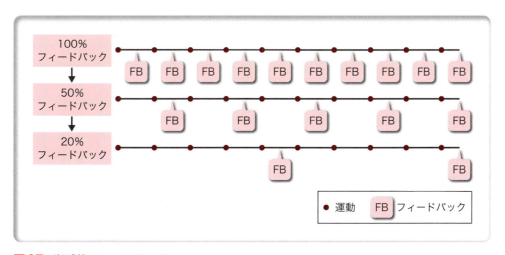

図37●漸減的フィードバック
100％フィードバックから開始し，50％フィードバック，20％フィードバックというようにフィードバックを与える割合を漸減的に減らしていく方法である．

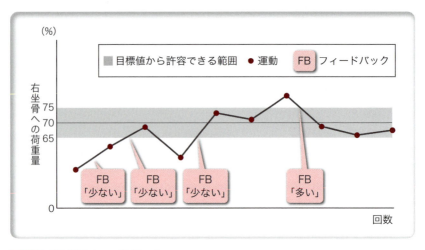

図38 ● 帯域幅フィードバック
座位で右側へ体重の70％移動させる運動を行うとする．目標値を70％と設定し，許容範囲は目標値から±5％とした場合65〜75％の荷重時はフィードバックは与えず，その範囲を超えた場合のみフィードバックを与える．文献3をもとに作成．

おき，運動が決められた範囲以外になったときのみフィードバックを与える方法である．例えば座位で右側へ体重を移動する課題において，体重の70％を荷重することを目標値とし許容範囲を目標値から±5％とした場合，50％のときはフィードバックを与え，65〜75％のときはフィードバックを与えない．このときフィードバックを与えないこと自体が運動としてうまくいっていることをフィードバックしているため，フィードバックがないことが報酬としての役割をもち，学習が強化されパフォーマンスが安定しやすいとされている[3]．また，この方法は学習者が学習するにつれて徐々に決められた範囲に結果が収まってくるため，結果的にフィードバックが少なくなり漸減的フィードバックと同様の効果が得られる．

・要約フィードバック（図39）：何試行かに1回フィードバックを与え，その際，すべての試行に関してフィードバックを行う方法である．例えば5試行行って，5試行分の結果を1回のフィードバックとして与える．そしてさらに5試行し1回フィードバックを受けとる．それをくり返すことで学習を図る．この方法は，1回目の試行とフィードバックの間に時間があり，毎回フィードバックと比べるとあまり効果がないようにも感じるが，毎回フィードバックと要約フィードバックでは，要約フィードバックの方が保持テストで優れていたという報告もある．また，何試行に1回フィードバックを与えた方がよいかという問題があるが5試行が最もよかったという報告があり[3]，学習者の課題に対する難易度にもよるが，5試行が推奨されている．

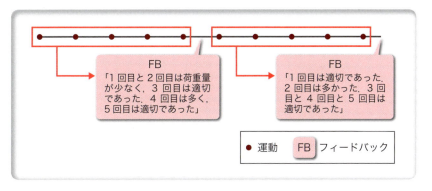

図 39 ● 要約フィードバック

図38の例題と同様の課題で目標は右側へ体重の65〜75％を荷重することに設定した場合，要約フィードバックの方法としては5回の試行に1回の割合でフィードバックを与える．フィードバックの内容は5試行分に対するフィードバックがなされる．

❺ フィードバックのデザイン

一般的に**学習初期には視覚的フィードバックを用い，徐々に聴覚的フィードバックへ移行する**と円滑な学習効果が得られるとされている[14)34)]．しかし，バランス課題においては聴覚が視覚よりも運動学習に優れているといった報告や，重度の障害者にはロボットを用いた触覚的フィードバックが有効ともいわれ[14)]，課題の特性と難易度によってどのフィードバックが適切か検討する必要がある[35)]．

⑤ 転移

ある運動スキルを習得することが，別の新しい運動スキルの習得に影響を与えることがある．例えば，野球のバッティングがうまい人は，ゴルフのスイングの学習が容易であろう．また，スケートボードに普段乗っている人は，スノーボードで雪上を滑走することが早くできるであろう．さらに，トレッドミル上での歩行練習が床上での歩行にもよい影響を与える期待をすることも，この効果を狙っているかもしれない．このように，ある学習が，類似した課題の学習に影響を与えることを**転移**[3)]という．転移は，原学習課題と後学習課題の類似度が高いほど，効果が大きくなるといわれている．

1) 正負の転移

ある学習が，類似した課題のスキル学習に促進的な効果をおよぼす場合を**正の転移**[1)〜3)]という．一方，前学習が後学習に必ずしもいい影響を与えるのではなく，むしろ学習を妨害する場合がある．これを**負の転移**[1)〜3)]という．例えば，日常では3動作の歩行をしている患者に，運動療法においては2動作の歩行練習をする．その後，2動作の歩行でなく，日常で慣れている練習前の3動作の歩行で病棟に戻っていく場面に遭遇することがある．これは，負の転移から考えると，本来獲得したい2動作の歩行に，もともと身につけていた3動作の歩

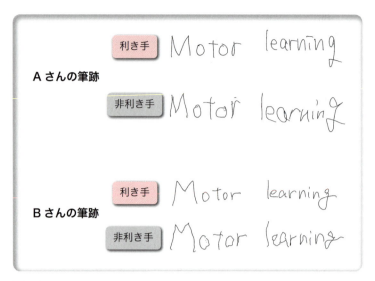

図40 両側性転移の例

行が悪影響をおよぼしている．負の転移を防ぐためにも，運動療法中だけでなく日常生活も考慮した運動療法プログラムを行う必要がある．

2) 両側性転移

正負の転移は，いずれも課題間で生じる効果であった．一方，スキル学習においてはもう1つの転移がある．これは，上下肢において左右の間で効果が波及する現象であり，これを**両側性転移**[1)〜3)]とよんでいる．日常において，誰しも非利き手でも文字が書けることを思い出していただきたい．幼少時には，利き手を用いて一生懸命に文字，数字を書く練習をしたと思う．しかし，現在非利き手に関しても特別な練習をしなくてもある程度の質の文字，数字を描くことができる．この現象は，両側性転移が関与しているといわれている．図40のAとBは別人の筆跡である．一方，ABともに利き手と非利き手の筆跡は，「上手さ」は異なるものの，非常によく似ている．この現象は，脳卒中後片麻痺者の麻痺手の治療に応用されることがある．

⑥ 注意と記憶

臨床場面において，大腿四頭筋を指さして，「ここを意識してください」などの注意を向けさせることがある．練習中に注意をどこに，どれだけ向けさせればよいのか，またその程度は動作，環境などでも変わるのかを考えていくうえでの知識を整理していく．

1) 学習段階と注意[1)〜3)5)]

Fitt's（フィッツ）とPosner（ポスナー）によれば，運動スキルの学習段階は，**認知，統合**，そして**自**

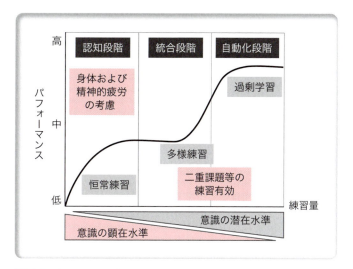

図41●学習の3段階
縦軸がパフォーマンスの上達度，横軸は練習量をあらわす．また，運動スキルの学習段階は，練習量の増加により認知・統合・自動化段階へと進む．それぞれの段階で有効な練習の方法および意識の水準が異なる．

動化の3段階に分類される（図41）．認知段階は，学習者がスキル遂行にあたり，どのような目標と運動戦略を選択するか，また外部環境の何に注意の焦点を当てるか，さらには身体部位の動かす順序などについて言語・意識下的に考え運動している段階である．次に，統合段階は，外部環境からの刺激と自己運動の協応や，身体部位間の協調性，さらにタイミングや力量調整といったパラメータを学習するために運動している段階である．最後に，自動化段階は，スキル遂行の過程に意識的な注意を配分しなくても，スキル遂行が可能となる段階である．

2）注意の配分

図41からわかるように注意の容量は，学習が進むにつれて減少するとされている．このことは，二重課題条件による実験により検証されている（図42）[3]．この実験は，二次課題が一次課題に与える干渉の程度を計測することで検証される．サッカーで例えると，注意容量は，認知段階では一次課題（ドリブル）の制御により多く必要とされる．二次課題（状況判断）を同時に行うと，二次課題（状況判断）にも注意が配分されることで，一次課題（ドリブル）の注意容量が低下し，結果としてパフォーマンスが低下する．一方，自動化段階では，一次課題（ドリブル）と二次課題（状況判断）を同時に行うと，二次課題（状況判断）に注意が配分されても，一次課題（ドリブル）のパフォーマンスが低下することがないかあっても非常に小さいものである．

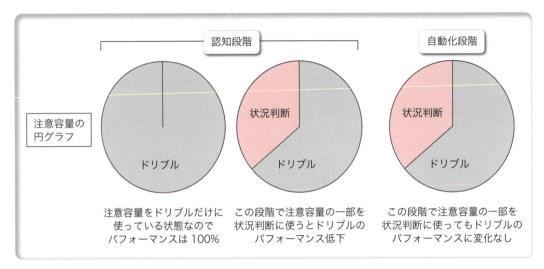

図42 学習段階と注意容量の配分

3) 注意の向け方

運動遂行中における注意を学習者の身体内部の一部に向けることを**内的焦点（internal focus）**[5]という．一方，注意を学習者の身体外部の一部に向けることを**外的焦点（external focus）**[5]という．Wulf Gら[36)37)]は，一連の研究において，内的焦点に比較し外的焦点の利点を説明するために**運動制約仮説（Constrained action hypothesis）**を立てている．この仮説は，内的焦点は，自動的にコントロールされるべき運動の協調性を妨害し，結果として運動を拘束してしまうが，外的焦点は，自動的な運動を促進するため積極的に行うべきだとしている．また，スポーツなどの動作においては，野球の投球動作やバッティング，ゴルフのスウィングなどの「開始」と「終了」が明確な離散スキルは，外的焦点を用いて学習させた方が自動化を促せるので運動全体の協調性は損なわれない．一方，これら一連の先行研究では，それぞれの実験において対照群が設定されておらず，必ずしも注意の向け方を指示しない場合と比べて運動学習が効率的であるという結論は導き出せない．すなわち，この注意の焦点化のリハビリテーションへの応用には，まだまだ議論の余地がある．

4) 記憶の種類

記憶の心理学では，以下の3つの過程を総称して記憶とよぶ．まず，情報を刻み込む過程である，**記銘（符号化）**である．次に，記銘した情報を失わないように**貯蔵（保持）**しておく過程である．第3に，保持していた情報を必要なときに記憶貯蔵庫からとり出す**想起（検索）**の過程がある（図43）[38)]．

一般的な記憶の情報処理モデルを図44に示す[38)]．それぞれ**感覚記憶**，**短期記憶（作動記憶，ワーキングメモリ）**および**長期記憶**の3層のシステムで構成

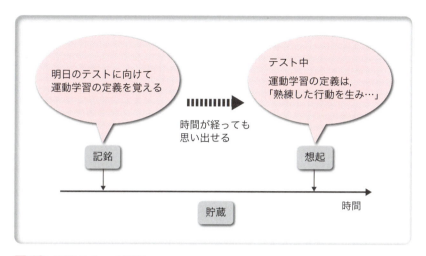

図43●記憶の3つの過程

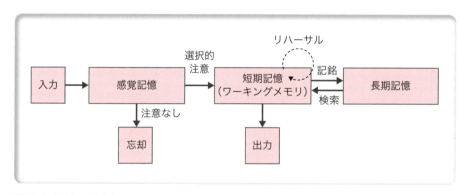

図44●記憶の情報処理モデル

長期記憶の分類は図2を参照．

される．

❶感覚記憶

　感覚記憶[38]は感覚情報を貯蔵する．感覚情報は，視覚，聴覚，平衡感覚，嗅覚，味覚，皮膚感覚，運動感覚，内臓感覚に分類される．感覚記憶は，比較的多くのこれらの情報を並列的に処理することができる．一方，これらの情報は，短期記憶に送るという注意を向ける処理を行わなければ，ごく短時間で消失する．その時間は，視覚0.5秒以下，聴覚で4～5秒以下とされる．

❷短期記憶（ワーキングメモリ）

　短期記憶（ワーキングメモリ）[38]は，一時的な情報の貯蔵やさまざまな認知情報処理を行う記憶である．短期記憶への情報入力は2つの方法がある．1つ目は，前述した感覚情報のなかで注意が向けられた情報を記銘する方法である．2つ目は，長期記憶にある情報を検索する方法である．短期記憶に貯蔵されている情報はいつでも利用できる．一方，情報の貯蔵には保持時間と容量に制限

があるとされる．保持時間は1分ほどであり，容量についてはランダムに並べられた数字や無意味な文字列を提示されて記憶できる項目は，7±2項目であると一般にいわれる．電話番号の文字列の数は，この考えをもとにしている．また，運動に関する短期記憶に関しても，1分以内に忘却される．

❸長期記憶

長期記憶（図2）[4]は多くの情報を長時間貯蔵できる記憶である．長期記憶への情報入力は，短期記憶においてリハーサルや符号化をされた情報である．また，長期記憶への情報の貯蔵は，半永久的であり容量も無制限であるといわれている．一方，われわれが普段生活を送るうえでどうしても思い出せないことがある．これは，時間の経過とともに長期記憶に貯蔵された情報が減衰する説と貯蔵された情報が他の情報に干渉されたために忘却されるとする説がある．

また，長期記憶は**陳述記憶**と**非陳述記憶**とに分類される[4]．陳述記憶とはイメージや言語として内容を記銘しやすく，その内容を陳述できる記憶である．さらに陳述記憶は，経験にもとづくエピソード記憶と事実・概念的な知識の意味記憶に分けられる．非陳述記憶は，言語化されにくく，意識上に内容を想起できない記憶で，言語などでその内容を陳述できない記憶である．非陳述記憶は手続き記憶，プライミング，古典的条件付け，非連合学習などが含まれる．非陳述記憶のうち理学療法に最も関係が深いのが手続き記憶である．手続き記憶とは，自転車に乗るとか，楽器の演奏ができるようになる，また仕事のスキルに関するような運動・技能に関する記憶で，経験の反復により獲得されるものである．この手続き記憶はいったん形成されると，潜在化しており自動的に機能し，長期間貯蔵される．

5）記憶の定着

Brashers-Krug（ブラシャーズ クリッグ）らは，ロボットアーム操作の学習課題において，エクササイズ24時間後の成績が，その間に課される干渉課題のタイミングによってどのように影響されるかを報告した[39]（図45）．この実験では，エクササイズ終了後に行われた干渉課題は，エクササイズ直後，5分，1時間，4時間の休憩後に挿入された．その結果，干渉課題の導入されない対照群および4時間休憩後の群のパフォーマンスはエクササイズ終了時を上回った．このことから，運動記憶は，エクササイズ終了から一定時間を経過することによってより安定した運動スキルに変化したと考えられる．

さらに同様のロボットアーム操作の運動課題において，最初のエクササイズから6時間以上経過後に干渉課題を挿入した群では，もと課題は干渉課題の影響を受けない[40]．また，この例のように記憶が固定した場合は，その後エクササイズを実施せずとも5カ月後でも，もと課題の運動記憶は保持されていた．

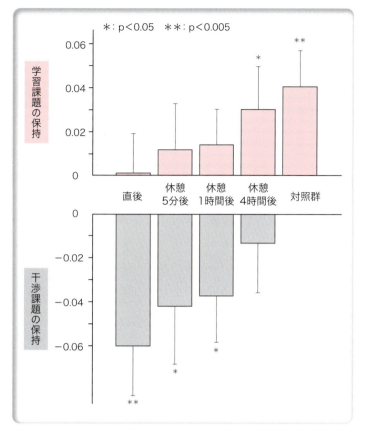

図45 ● 学習課題に干渉課題を挿入するタイミングの影響

上図の学習課題の保持は，練習第2日目と第1日目の学習課題の達成度（相関係数）の差を示している．学習課題の保持（縦軸プラス）については，休憩4時間後以降で干渉課題の影響は有意（＊）になくなる．下図の干渉課題の保持（縦軸マイナス）については，第1日目の干渉課題と学習課題の達成度（相関係数）の差を示している．干渉課題は，学習課題に対し，直後から休憩1時間後までは有意（＊）に影響する．文献39より引用．

　また，もとの課題のエクササイズ終了後すぐに干渉課題を挿入すると，もとの課題だけでなく干渉課題のパフォーマンスも低下する，という負の転移が起こる．一方，もと課題のエクササイズ後24時間をおいて干渉課題を挿入すると，干渉課題自体のパフォーマンスももとの課題の影響を受けることがない．さらに，この24時間後の干渉課題挿入の直前に再びもとの課題を実施すると，干渉課題のパフォーマンスははじめて実施したときよりも低下するという．このように，もと課題の学習がいつ達成されたかではなく，もと課題に類似した課題挿入がいつか，ということが学習課題のパフォーマンスの定着に影響する．

　これらの結果から，エクササイズ後には運動スキルが定着しにくい一定の期間があり，その期間を超えると運動記憶は安定すると考えられる．すなわち，運動スキルの習熟は，適切な運動記憶が長期記憶として形成される過程であり，エクササイズ後しばらくはこの運動記憶が脆弱で，類似の課題の干渉を受けやすいということである．

またOkamotoらは，記憶の定着に休憩（オフライン）の重要性を報告している[41]．この研究では，ラットを対象に，連続して練習を実施した群と練習を数回に分けて休憩を挟みながら実施した群の運動の円滑さを比較した．その結果，後者の方がより高い運動学習効果を示した．つまり，記憶の定着には，練習中（オンライン）だけでなく練習後（オフライン）の過ごし方も重要であるため，練習計画を立てる際には考慮する必要がある．

⑦ 練習条件

臨床において，どんな練習をどれくらい行えば目的とした動作の向上，機能の向上が得られるのだろうか．例えば，歩行障害に対する練習は，どんな練習を何回行えばよいのか．単に歩行障害の練習として歩くだけでよいのか．以下に，機能・動作障害の改善を目的とした練習を立案するための基礎知識を整理していく．

1) 特異性と多様性

運動療法の治療効果は，**課題特異的**（task-specific effect）であり，課題を反復させることで，その運動スキルに特異的な練習効果が得られる[7]．同時に，その課題に類似した運動スキルへの転移効果が期待できる．一方，目的とする運動スキルができなければ，課題特異的効果が得られない．この課題特異的効果を得るためには，当然のことながら限りなく目的とする運動スキルに近い形で課題を行う必要がある．臨床場面において目的とする運動スキルを行うためには，補装具やロボットによるアシストなどを活用し外的に運動を補助することが重要であると考える．

さらに課題特異的効果を最大化しうるには，まず獲得したい運動スキルをくり返し反復する**恒常練習**（constant practice）を行う．すなわち，この恒常練習によりフォームを固めるのである．次に，恒常練習により獲得した運動スキルを，日常生活で要求されるさまざまな条件下で出力できるようになるために，運動出力のパラメータをさまざまに変化させる**多様練習**（variable practice）を行う．この多様練習は，毎回異なる運動スキルを練習する**ランダム練習**（random practice）とは異なる．

2) 練習は時間か回数か？

Kottke（コトキー）らは，さまざまな協調動作を獲得するために必要な練習回数を報告している[42]．そのなかで，歩行の習熟には300万歩の練習が必要であると報告した．この報告だけでなく，経験的にも運動学習には反復練習が必要であることは自明である．しかし，臨床における歩行練習のプロトコールをみると診療報

酬の規定による時間制限が影響しているのか，時間を意識していることが多いようだ．同じ時間でも，患者の状態により実施回数は変わるので，果たして時間を基準にしてよいものか再考する必要がある．

一方，臨床場面で歩行獲得をめざす際に，短期の入院期間で300万歩の歩行練習を実施することはほぼ不可能である．そこで，**われわれは，1回の歩行練習を実施する際には片脚500歩，両脚1,000歩の反復回数を最低限の回数の基準**として考えている．この基準は，北澤らのプリズム効果に関する一連の実験結果から得られた500回を根拠としている[43)44)]．この根拠をもとに，われわれが実施した，健常者を対象にした歩行パターンに関する実験[45)〜47)]と脳卒中後片麻痺者に対する機能的電気刺激（FES）を活用した歩行練習の学習効果を検証した結果[48)]により，片脚500歩の歩行練習は，歩行パターンの変化に学習効果をおよぼすことがわかった．そのため，1回の歩行練習における歩行スキルに関する反復回数は，少なくとも片脚500歩程度は必要ではないかと考えている．さらに，このわれわれの研究と前述したプリズム効果に関する研究から，獲得したい運動スキルは，250回程度練習をすると，基本的には安定して行えるようになることが示唆されている．さらに，この安定した状態に達した後，練習を反復することで新規の運動スキルが定着すると考えられている〔安定した状態に達した後さらに練習を反復することを**過剰学習**（over learning）[2)]という〕．

3）集中か分散か

前項で，獲得したい動作を複数回反復練習する必要があることを述べた．また，反復回数を実施するためには，反復のプランについても考える必要がある．

一定量の練習をまとめて，休憩をせずに反復して運動を行う練習方法を**集中練習**（massed practice）という[1)]．また，休憩を小刻みに入れて運動を実施することを**分散練習**（distributed practice）という[1)]．では，集中・分散練習はどちらが効果的かつ効率的なのか．

以前の研究においては，どちらかというと分散練習の方が学習効果は高いといわれていた．しかし，近年では即時的なパフォーマンスの変化は，集中練習に比べ分散練習の方が効果的であるが，学習効果すなわち保持効果は，集中練習と分散練習間で差はみられないと報告されている[45)]．

臨床においては，障害の状態により，1回の練習で必要な回数を反復できない患者も多い．その際には，分散練習のように休憩を多くとり，目標の反復回数を達成するような運動療法プログラムを立案することが重要である．ただ，分散練習を導入する際には，休憩の過ごし方には十分に配慮する必要がある．休憩中に標的動作に似た異なる課題を練習すると，負の転移が起こり，標的動

作の学習に悪影響をおよぼすことがあるためである[39)~41)]．

4) 全体練習と部分練習

　全体練習（whole practice）とは学習をする運動課題全体を1つの塊として練習する方法である[1)]．一方，**部分練習**（part practice）とは，学習する運動課題をいくつかに分け，その分割した一部分を集中的に練習する方法である[1)]．

　一般的に運動課題学習の初期段階では部分練習が適している．そして学習が進むにつれ全体練習が効果的であるといわれている．

　全体練習は，時間と労力がかかり，即時的に練習効果はあらわれない．その結果，学習課題に対してモチベーションの低下を招きかねない．一方，部分練習は運動課題を小さな塊の課題に分けることで一つひとつの課題の難易度が下がる．結果として，それぞれの運動課題への達成感や成功感を得やすく，モチベーションが上がり学習効果が出やすいとされている．

⑧ ロボットによる歩行練習支援

1) リハビリテーション分野へのロボット技術の応用

　わが国では，少子高齢化が今後も進行していき，労働力供給が制約される．このような状況において医療を支える労働力の確保は，ますます重要な課題である．そこで，この労働力の確保を解決するための1つの手段として，ロボット技術が注目されている．

　ロボットとは「人の代わりに何らかの作業を自律的に行う装置，もしくは機械」と定義される[49)]．医療・福祉分野で使用されるロボットは，手術支援用ロボットが話題であるが，その他にも，**歩行練習支援型ロボット**（図46），**自立支援型ロボット**（図47），**介護支援型ロボット**（図48）などがある[55)]．

　近年，リハビリテーション医療に関連したロボット工学技術の活用は盛んになり，特に歩行機能再獲得を目的とした動作練習支援ロボットの開発が進んでいる．以下，ここで扱うロボットは，理学療法士に身近であると思われる歩行練習支援型ロボットに特化して話を進めていく．

2) どの歩行練習支援型ロボットが効果的なのか？

　現在では，歩行練習支援型ロボットは，国内においても多くの種類が販売・レンタルされている．また，近年のリハビリテーション医療は，運動学習という視点の重要性がうたわれている[7)]．歩行練習支援へのロボット工学技術の活用は，この運動学習効果を最大化させうる方法として期待される．では，どのロボットが一番，歩行練習支援型ロボットとして，運動学習効果を最大化させるのであろう．

❹ 運動学習効果を高める方法

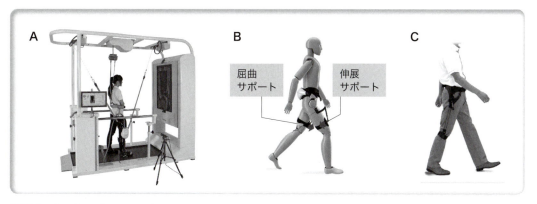

図46 ● 歩行練習支援型ロボット

A）トヨタ自動車のウェルウォーク WW-1000．文献50より許可を得て転載．B）本田技研工業社の歩行アシスト．文献51より許可を得て転載．C）今仙技術研究所の歩行支援機ACSIVE（アクシブ）．文献52より今仙技術研究所の許可を得て転載．

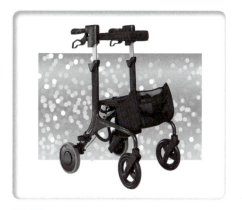

図47 ● 自立支援型ロボット

カワムラサイクル社のFlatia（フラティア）．文献53より許可を得て転載．

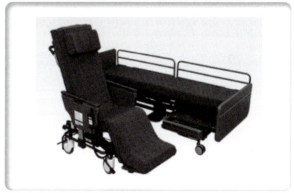

図48 ● 介護支援型ロボット

パナソニック社の離床アシストロボット リショーネPlus．文献54より許可を得て転載．

歩行練習支援型ロボットを活用した運動療法において生じる効果は，**装着効果**と**治療効果**に分けられる[56]．歩行練習支援型ロボットを活用した歩行練習は，**装着効果**が歩行能力改善を促し運動学習の頻度を増加させ，その結果，**治療効果**を生み出すのではないかといわれている．

すなわち，現段階では，どのロボットが最も効果的なのかという視点ではなく，現在販売・レンタルされているそれぞれのロボットの**装着効果**と**治療効果**をしっかりと評価・検証し，患者の問題点に合わせて適応を考えて使用する必要がある[46]．これらのことから，理学療法士の仕事がロボットにとって変わられるのではなく，ロボットを最も効果的に使用するために理学療法士の動作分析能力や評価技術が重要になると考えられる．

3）人間ができることとロボットができること

ロボットが得意なことは，同一の動作を正確に安全に反復することで，これ

によって患者に十分な練習量が提供できる．また，ロボットは大きな力を発揮できることから理学療法士の身体的・精神的負担を軽減することが期待されている[57]．一方，ロボットは人間のように患者の反応を感じながら反応を変化させること，すなわち「職人型の仕事」などを担うにはまだまだ不十分である．

では，リハビリテーションの分野においてロボットはどんなことができるのであろうか．

1つ目は，**人間にもできるが人間には負担が大きい仕事**である．例えば，移乗や歩行練習時の介助である．患者の重症度が増せば増すほど，理学療法士の負担が大きくまた転倒などのリスクも高くなる．2つ目は，**人間の仕事よりも付加価値が大きい仕事**である．例えば，歩行介助の際，同部位に同量の刺激を常に入力することは，人間にとっては至難の業である．

現段階では，ロボットがダメ，人間がダメという問題ではなく，それぞれが得意なこと，不得意なことを認め，患者の状態を適切に評価し，ロボット活用の有無を考える必要がある．そのためには，前項でも述べたが，理学療法士は客観的な動作分析能力の向上が至上命題である．

4) アシスト量の調整

アシスト量の調整は，ロボットを活用した歩行練習において最も悩ましい問題の1つである．アシスト量の調整は，**運動強度の調整**と換言できる[58]．また，アシスト量の調整は，**課題難易度の調整**をすることにもつながる．従来の歩行練習では，理学療法士が自らの手で自動介助運動を行い，患者の運動方向および運動強度の調整を行っていた．これに対して，ロボットを用いることで，より一定したアシストを加えられることは利点である．また，ロボットを活用することで理学療法士の手が空けば，空いた手で他の操作も加えられるのではないかと考えられている．一方，近年，過剰なアシストは，運動学習効果をもたらすどころか負の転移をもたらす恐れがあることが報告されている[59]．

以上のことより，理学療法士がアシストの特性を考慮できないと，ロボットを活用した歩行練習を実施しても，運動学習効果の最大化を生み出すことができない．ロボットのアシストを最大限効果的に利用するのも，客観的な動作分析能力が必要である．

5 課題の難易度設定

① 具体的な学習目標を設定するためには

具体的な学習目標を設定するためには，動作分析にもとづいた機能評価が重

要である．リハビリテーションにおいて動作改善を図る場合，量的側面もしくは質的側面のいずれを目的としているかを明確にする必要がある．そのためには，動作分析にもとづいた機能評価によって，異常動作が量的側面もしくは質的側面いずれの問題かを判別する．質的側面の問題であれば，機能回復をめざした運動スキルの習得をめざすのか，それとも日常動作の自立をめざすために代償手段を活用した運動スキルの習得をめざすのかを他の情報とともに総合的に判断する．どちらの運動スキルの習得にも日常生活動作の実用性の要素である「**安全性**」，「**安定性**」，「**スピード・遂行時間**」，「**耐久性**」，「**社会に容認される方法**」[60] を考慮し，具体的な学習目標を設定することが重要である．

② Challenge Point Framework とは [61)62)]

運動学習の効果を最大化する要因の1つとして課題の難易度がある．学習者にとって課題の難易度が高すぎると課題が遂行できず，また課題の難易度が低すぎると新規の運動スキルの学習にはならない．そこで，Guadagnoli (ガダンニョーリ) ら[61)] は運動学習を効果的に促す至適な課題の難易度を関連付ける枠組みとして **Challenge Point Framework** を提唱した（図49）．この枠組みの特徴は，課題難易度を**名目的課題難易度**（nominal task difficulty）と**機能的課題難易度**（functional task difficulty）の2つに分類している点である．また，運動学習における至適な課題難易度は学習者の運動スキルにより異なるとしている．

1）名目的課題難易度

名目的課題難易度とは，学習者の運動スキルや練習条件に影響を受けない，課題特有の難易度である．そのため，初心者あるいは熟練者が実施するかによって学習課題の成績は異なるが，課題自体は同じであるため，名目的課題難易度

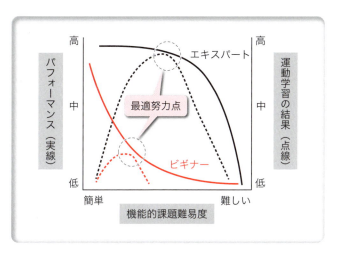

図49● Challenge Point Framework における最適努力点

は同じである．

2）機能的課題難易度

機能的課題難易度とは，課題の複雑さ（名目的課題難易度），学習者の運動スキル，練習環境に影響を受ける．そのため，同じ課題でも，課題をする学習者の運動スキルや練習環境が異なれば機能的課題難易度は異なる．

3）最適努力点

Challenge Point Frameworkにおける至適な課題難易度とは，学習促進が最大化する**最適努力点**（optimal challenge point）に相当する機能的課題難易度である．機能的課題難易度は，名目的課題難易度，学習者の技能レベル，練習環境に影響を受けることから，それらを操作し，機能的課題難易度を最適努力点と一致させることで運動学習は促進される．しかし実際には，学習者の運動スキルそのものを調整することは困難である．すなわち学習者の運動スキルに合わせて課題や練習環境などの条件を操作することで，機能的課題難易度を調整する．

③ 課題難易度の調整方法

1）部分法

部分練習を導入する際に注意することは，単に学習する運動課題を分割して練習するだけでなく，学習する運動課題の速度や強度，および目的とする筋活動や収縮様式にも十分に配慮する必要があるということである．

2）回数，頻度の調整

回数に関しては，われわれが1回の歩行練習を実施する際には片脚500歩，両脚1,000歩の反復回数を一定の基準としていることは前述した．しかし，歩行障害を有する患者に1,000歩の歩行練習が困難なことは容易に想像がつくであろう．では，回数を減らして実施することでしか対応ができないのであろうか．これに対してわれわれは，ロボットのアシストや機能的電気刺激（FES）などを活用することで，日常生活で車椅子を使用されている患者でも1,000歩の歩行練習を行ってもらうことができた．また，転移の問題があるが，体重免荷式トレッドミルや体重免荷式歩行器などを活用し運動回数を維持する必要があると考える．

さらに，一度に1,000歩の歩行練習ができない場合，途中で休憩を入れることも難易度の調整となる．われわれの研究結果では，連続した歩行練習に比較し，休憩を取り入れた分散練習でも練習効果に差を認めなかった．

頻度に関して，動作の短期記憶は，反復練習により小脳皮質のプルキンエ細

胞で長期抑圧（LTD）とよばれるシナプス可塑性により数時間から数日間保存されるとされている[41]（第3章：❷-❺-6）参照）．その後，長期記憶への移行，増強にはくり返すことが有効とされ，くり返すことでその記憶は，前庭核や小脳核に移行し保存される．この過程を踏むためには，1日1回の頻度が必要ともされているが，まだまだ議論の余地が残る．また，練習中だけでなく，練習と練習の間のオフラインについても重要であるとの研究が多く出されはじめている．

3）休憩

運動スキルの獲得は練習によって生じるが，運動スキルは練習と練習の間にも向上することが近年示されている[63]．これは「**オフライン学習**」の過程とよばれる．前述したがオフライン学習の1つである「休憩」が，長期記憶の形成に重要であることが報告されている．運動スキルの学習を目的としたリハビリテーションにおいて，練習後4～6時間程度の休憩は，練習した課題の長期記憶の形成に関与しているといわれている．すなわち，練習課題の終了後，すぐに練習課題と類似した課題を挿入すると，挿入した課題が干渉し，練習課題の長期記憶の形成を阻害する可能性がある[39)～41)]．

例えば，リハ室で新規の運動スキル獲得を目的に歩行練習を実施する．しかし，病室に戻る際には，別のパターンで歩行して帰室する場面に多く遭遇する．これでは，獲得したい新規の歩行パターンが干渉され忘却される恐れがある．これらの知見を臨床で生かすには，今後は練習後の休憩についても考慮した方がよい．

4）補助（ガイダンス，ハンドリング）の調整

補助がパフォーマンスと学習の両面に効果的な場面が2つある．それは，①学習者が課題について初心者であること，②危険な場面を有する課題であることである[3]．リハビリテーションの対象者は，新規の運動スキルの練習において①，②ともにあてはまることがほとんどである．ただ，過剰な補助はパフォーマンスにも学習にも阻害因子となりうるため，学習者が上達するにつれて，徐々に補助の量を減少することが必要である．これは，ロボットのアシストを活用した運動療法にも同様のことがいえるだろう．一方，運動学習は，練習をくり返すなかで，一定の部位に一定の強さで刺激を加える必要がある．理学療法士が徒手により「必要な関節のみ，必要量のハンドリングを反復して加えること」が本当に可能なのかについて再考する必要がある．

5）難易度調整における転移

われわれ理学療法士は，臨床場面で課題難易度を調整する際に本来獲得したい動作よりも，支持基底面が広い動作を課題動作とすることがある．例えば，

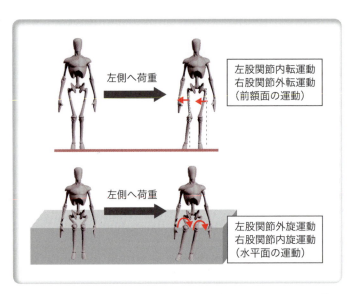

図50●立位での荷重動作と座位での荷重動作における股関節運動方向の違い

　立位において患側方向への荷重が不十分な場合，まずは座位にて患側方向への荷重練習をする場合などである（図50）．これは，課題の難易度を下げつつも転移効果を期待して行う練習である．しかし，この場面において座位での患側方向への荷重練習の効果が立位へと転移するのであろうか．

　転移効果を最大化させるためには，やはり動作分析が非常に重要である．立位での荷重練習の際，セラピストは患者の骨盤を把持し患側方向への荷重を促す．このときの股関節の運動は，荷重側は内転運動であり，非荷重側は外転運動している．また，難易度を下げた座位での荷重練習の際，理学療法士は立位での荷重練習と同様に骨盤を把持し，患側方向への荷重を促す．股関節運動は，荷重側は内旋運動で非荷重側は外旋運動している．すなわち，獲得したい動作と難易度を下げた動作は，動作を詳細に分析すると同じ荷重練習といえども，目的とした関節運動の方向は異なっている場合があるので注意が必要である．このように，転移効果を最大化させうるには，難易度調整のために支持基底面の広さを変えてもあまり意味のないことがある．

■ 引用文献

1）「スポーツ心理学事典」（日本スポーツ心理学会/編），大修館書店，2008
2）「基礎運動学 第6版」（中村隆一，他/著），医歯薬出版，2003
3）「運動学習とパフォーマンス 理論から実践へ」（Schmidt RA/著，調枝孝治/監訳），大修館書店，1994
4）Squire LR & Zola SM：Structure and function of declarative and nondeclarative memory systems. Proc Natl Acad Sci U S A, 93：13515-13522, 1996
5）「注意と運動学習 動きを変える意識の使い方」（Wulf G/著，福永哲夫/監訳，水藤 健，沼尾 拓/訳），市村出版，2010
6）Tolman EC & Honzik CH：Introduction and removal of reward and maze performance in rats. University of California Publications in Psychology, 4：257-275, 1930
7）「運動学習理論に基づくリハビリテーションの実践 第2版 in DVD」（長谷公隆/編著），医歯薬出版，2016
8）「Motor Control：Translating Research into Clinical Practice 4th Edition」（Shumway-Cook A & Woollacott MH），Lippincott Williams & Wilkins，2011
9）Kurata K & Hoffman DS：Differential effects of muscimol microinjection into dorsal and ventral aspects of the premotor cortex of monkeys. J Neurophysiol, 71：1151-1164, 1994
10）Rizzolatti G, et al：Premotor cortex and the recognition of motor actions. Brain Res Cogn Brain Res, 3：131-141, 1996
11）「カンデル神経科学」（Kandel ER，他/編，金澤一郎，宮下保司/日本語版監修），メディカル・サイエンス・インターナショナル，2014
12）「プロメテウス解剖学アトラス 頭頸部/神経科解剖 第2版」（坂井建雄，河田光博/監訳），医学書院，2014
13）「セラピストのための運動学習ABC」（大橋ゆかり/著），文光堂，2004
14）「神経科学の最前線とリハビリテーション 脳の可塑性と運動」（里宇明元，牛場潤一/監），医歯薬出版，2015
15）Miyai I, et al：Longitudinal optical imaging study for locomotor recovery after stroke. Stroke, 34：2866-2870, 2003
16）Mihara M, et al：Neurofeedback using real-time near-infrared spectroscopy enhances motor imagery related cortical activation. PLoS One, 7：e32234, 2012
17）Mihara M, et al：Near-infrared spectroscopy-mediated neurofeedback enhances efficacy of motor imagery-based training in poststroke victims: a pilot study. Stroke, 44：1091-1098, 2013
18）才藤栄一：理学療法における運動制御理論と運動学習理論の位置づけ．理学療法，22：955-959, 2005
19）「新版 運動指導の心理学 運動学習とモチベーションからの接近」（杉原 隆/著），大修館書店，2008
20）山﨑将幸，杉山佳生：バドミントン選手におけるモチベーションビデオの介入効果 試合1時間前視聴タイミングからの検討．スポーツパフォーマンス研究，1：275-288, 2009
21）尾崎新平，他：褒めが姿勢制御課題における運動学習に与える影響．理学療法学Supplement，41：O-0297, 2014
22）冷水 誠，他：他者との比較が運動学習およびモチベーションに与える影響．理学療法学Supplement，42：O-0725, 2015
23）北地 雄，他：脳卒中後の回復期病棟入院時の身体機能面，心理・精神的側面，社会的側面，およびQuality of Lifeの関係 3. リハビリテーションに対するモチベーション．理学療法科学，29：1023-1026, 2014
24）有田真己，他：身体機能の改善と運動の継続性との関係 客観的数値による改善と主観的な実感との違い．理学療法学Supplement，44：O-YB-02-3, 2017
25）「Motor Control and Learning：A Behavioral Emphasis 5th Edition」（Schmidt RA & Lee TD/eds），Human Kinetics, 2011
26）松元健二：やる気と脳 価値と動機づけの脳機能イメージング．高次脳機能研究，34：165-174, 2014
27）文野住文，鈴木俊明：等尺性収縮を用いた母指対立運動の運動イメージ収縮強度が脊髄神経機能の興奮性に与える影響．理学療法科学，27：335-339, 2012
28）奥山 聡，他：運動イメージ想起が痙縮抑制に及ぼす影響．理学療法兵庫，17：32-36, 2011
29）Zimmermann-Schlatter A, et al：Efficacy of motor imagery in post-stroke rehabilitation: a systematic review. J Neuroeng Rehabil, 5：8, 2008
30）平岡浩一：脳卒中患者の運動学習におけるイメージトレーニングの活用．理学療法，24：1564-1569, 2007
31）「Get into the Zone：The Essential Guide to High Performance Through Mental Training」（Allgood K），Createspace Independent Pub，2015

32) 池田由美：運動遂行結果のフィードバックの仕方．理学療法，24：342-350，2007
33) 冷水 誠：フィードバックに配慮した歩行トレーニング．理学療法，29：766-773，2012
34) 東口大樹，他：聴覚および視覚フィードバックが運動学習の習熟過程・保持に及ぼす特性の違い．理学療法学Supplement，39：Aa0165，2012
35) 長谷川直哉，他：視覚フィードバックと聴覚フィードバックによる動的バランスの学習効果の違い．理学療法学，42：474-479，2015
36) Wulf G & Dufek JS：Increased jump height with an external focus due to enhanced lower extremity joint kinetics. J Mot Behav, 41：401-409, 2009
37) Wulf G：Attentional focus and motor learning: A review of 10 years of research. E-journal Bewegung und Training, 1：1-11, 2007
38) 「グラフィック学習心理学 行動と認知」(山内光哉，春木 豊/編著)，サイエンス社，2001
39) Brashers-Krug T, et al：Consolidation in human motor memory. Nature, 382：252-255, 1996
40) Shadmehr R & Brashers-Krug T：Functional stages in the formation of human long-term motor memory. J Neurosci, 17：409-419, 1997
41) Okamoto T, et al：Role of cerebellar cortical protein synthesis in transfer of memory trace of cerebellum-dependent motor learning. J Neurosci, 31：8958-8966, 2011
42) Kottke FJ, et al：The training of coordination. Arch Phys Med Rehabil, 59：567-572, 1978
43) Yin PB & Kitazawa S：Long-lasting aftereffects of prism adaptation in the monkey. Exp Brain Res, 141：250-253, 2001
44) Inoue M, et al：Three timescales in prism adaptation. J Neurophysiol, 113：328-338, 2015
45) 齋藤恒一，他：反復歩行運動と休息を組み合わせた練習が24時間後の運動学習効果に及ぼす影響．鈴鹿医療科学大学紀要，22：45-54，2015
46) 齋藤恒一，他：歩行支援機ACSIVEを活用した歩行練習が，歩行パターンに与える影響の運動力学解析．日本義肢装具学会誌，33：111-117，2017
47) 齋藤恒一，他：無動力歩行支援機ACSIVEを活用した歩行練習が健常者の歩行に及ぼす後効果の運動力学解析．日本義肢装具学会誌，in press
48) 前川遼太，他：脳卒中片麻痺者における機能的電気刺激を用いた歩行訓練の運動学習効果．臨床バイオメカニクス，35：337-341，2014
49) 「広辞苑 第六版」(新村 出/編)，岩波書店，2008
50) トヨタ自動車，リハビリテーション支援ロボット「ウェルウォーク WW-1000」のレンタル開始 (https://newsroom.toyota.co.jp/jp/detail/15989155)，TOYOYA Global Newsroom, 2017
51) 歩行アシストとは (https://www.honda.co.jp/walking-assist/about/)，本田技研工業社のHP
52) 歩行支援機「ACSIVE（アクシブ）」(https://www.nambu-y.jp/product/acsive/)，ナンブ社のHP
53) あなたに寄り添う歩行車〜フラティア（Flatia）〜 (http://www.kawamura-cycle.co.jp/kawamura_hp/flatia/flatia_top.html)，カワムラサイクル社のHP
54) 離床アシストロボット リショーネPlus (http://sumai.panasonic.jp/agefree/products/resyoneplus/)，パナソニック社のHP
55) 沢田光思郎，他：リハビリテーションの質を高めるロボット．難病と在宅ケア，22：55-58，2016
56) 大畑光司：脳卒中 生活期：Honda歩行アシスト（特集 現場に活かす歩行リハビリテーション支援機器）．Monthly book medical rehabilitation, 194：39-46, 2016
57) 榊 泰輔，蜂須賀研二：歩行支援ロボットの課題と展望．バイオメカニズム学会誌，30：180-183，2006
58) 畠中泰彦：脳卒中片麻痺患者の下肢動作練習支援とロボットの活用．理学療法，32：875-883，2015
59) Hidler J, et al：Multicenter randomized clinical trial evaluating the effectiveness of the Lokomat in subacute stroke. Neurorehabil Neural Repair, 23：5-13, 2009
60) 「臨床理学療法評価法」(鈴木俊明/監)，エンタプライズ，2003
61) Guadagnoli MA & Lee TD：Challenge point: a framework for conceptualizing the effects of various practice conditions in motor learning. J Mot Behav, 36：212-224, 2004
62) Akizuki K & Ohashi Y：Measurement of functional task difficulty during motor learning: What level of difficulty corresponds to the optimal challenge point? Hum Mov Sci, 43：107-117, 2015
63) Walker MP, et al：Practice with sleep makes perfect: sleep-dependent motor skill learning. Neuron, 35：205-211, 2002

第4章 ケーススタディ

1. 脊柱管狭窄症

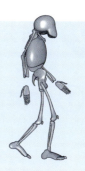

脊柱管狭窄症は，原因として，加齢による椎間関節の変性が大半を占める．50歳以上の有病率は10％を超え，第4・5腰椎に好発する．症状は，殿部から下肢にかけてのしびれや痛みを訴えることが多い．また，神経性間欠跛行を認める例もある．重症例では，膀胱直腸障害を認めることもある．治療はまず保存療法（薬物療法・理学療法）が選択される．理学療法の目標は，腰背部の筋力向上と疼痛・しびれの緩和に主眼が置かれる．そのためには，患者が訴える症状をしっかりと聴取し，症状の出る動作を見極める必要がある．症状が出る動作がわかれば，その動作を分析し，症状が増悪する原因を丁寧に調べていく．

1 症例提示

年齢	70歳代後半	身長	152cm
性別	女性	体重	46kg
BMI	19.9（18.5〜25が標準体重）		
現病歴	1カ月前より立位での作業中に右下肢へのしびれを感じ，その後しびれ感とともに痛みが出現した．右下肢のしびれおよび痛みは，座位などの安静時には出現しないものの，立位での長時間の作業では増悪したため，本院受診．		
合併症	骨粗鬆症，第10胸椎圧迫骨折（陳旧性）		
本人の希望	立位での作業中の右下肢のしびれと痛みを何とかしてほしい．		
環境	夫（80歳代前半）と2人暮らし．住居は借家の一軒家（平屋）．現在は年金生活．家庭での役割は，家事全般を行う．外出は，近所へは徒歩，その他は夫の運転する自動車を利用．		
X線所見	腰椎では椎体の骨萎縮を認めるのと同時に，L3〜4, L4〜5, L5〜S1間の椎間の狭小化と骨棘を認めた．また，陳旧性の第10胸椎圧迫骨折も認めた．		
関節可動域	四肢の関節においては，ADL上問題となる可動域制限は認めない． 体幹伸展：5°，痛み＋．		
徒手筋力検査（MMT）	股伸展3/3，股屈曲4/3，股外転3/3，股内転3/3，膝伸展4/4，膝屈曲4/4，足底屈3/3，足背屈4/3（左/右）． 体幹屈曲3/3，体幹伸展3/3，体幹回旋3/3（左/右）		
深部腱反射	膝蓋腱反射＋/±，アキレス腱反射＋/±（左/右）		
その他の所見	体幹右後屈によりしびれと痛み増悪（Kemp徴候[※1]：陽性）		
日常生活動作ほか	自宅での生活においては特に問題はない．一方，家事（食事の準備，洗濯物を干す）において，長時間の立位での作業時に，しびれと痛みが時間の経過とともに増悪するため，家事をたびたび中断しなくてはならない．		

2 歩行分析

① 時間距離因子[※2]

歩行率：108step/min，歩幅：0.33m，歩行速度：0.63m/s はそれぞれ，いずれも同年代標準値（96～136step/min，0.47～0.73m，0.80～1.52m/s）を下回る．

② 下肢の関節角度（図1）

1）股関節

初期接地時の屈曲角度は約20°，立脚終期の伸展角度は2°～3°，すなわちごくわずかな時間を除いてほぼ常に屈曲位である．

2）膝関節

荷重応答期，立脚終期ともに膝関節が完全に伸展することはなく，常に30°以上屈曲している．遊脚初期における最大屈曲は約60°である．

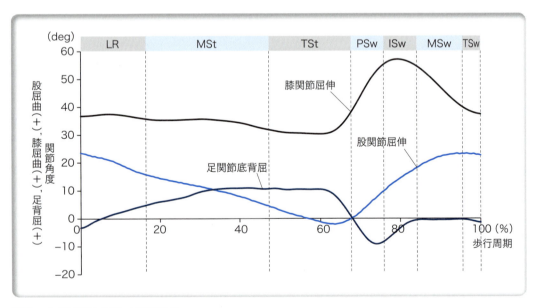

図1 ● 歩行周期と下肢の関節角度

LR：荷重応答期，MSt：立脚中期，TSt：立脚終期，PSw：前遊脚期，ISw：遊脚初期，MSw：遊脚中期，TSw：遊脚終期．

※1 Kemp徴候：腰部椎間板ヘルニアなどの患者に生じる徴候．この徴候は，立位で膝を伸展したまま，腰椎を後側屈させると同側の下肢痛を生ずる．
※2 時間距離因子：歩幅，歩行率，立脚時間，歩行周期やこれらから算出される速度のこと．

3）足関節

初期接地時の背屈角度は約0°，立脚終期の背屈角度は10°，前遊脚期の底屈角度は10°であり，底屈方向の運動範囲が狭い．

③ 下肢の関節モーメント（図2）

1）股関節

荷重応答期における伸展モーメントの発生はほぼ認めない．逆に立脚終期の屈曲モーメントが増大している．

2）膝関節

荷重応答期における伸展モーメントは正常パターン（約40Nm）と比較して大きい．さらに立脚終期に至っても伸展モーメントが発生している．

3）足関節

立脚中期から立脚終期までの底屈モーメントは正常パターン（約100Nm）と比較して小さい．

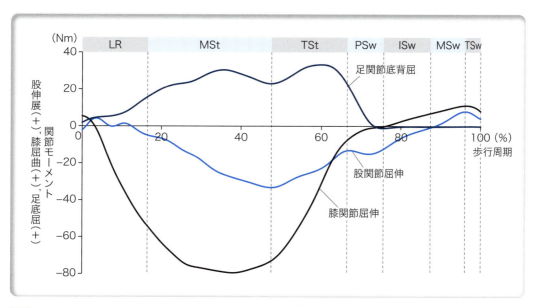

図2●歩行周期と下肢の関節モーメント

LR：荷重応答期，MSt：立脚中期，TSt：立脚終期，PSw：前遊脚期，ISw：遊脚初期，MSw：遊脚中期，TSw：遊脚終期．

3 異常メカニズムの考察

　矢状面上の特徴は，長時間歩行に伴い発生する下肢の痛みに対し，ロコモーターユニット[※3]で代償している点である．股関節は，初期接地時には，屈曲角度は20°を超えているが，歩行周期全体を通してほぼ常に屈曲位であり可動範囲は狭い．また，荷重応答期の股関節の伸展モーメントが小さい．膝関節は，常に屈曲位であり可動範囲は狭い．しかし，荷重応答期の伸展モーメントは，非常に大きい．足関節は，前遊脚期の底屈方向の運動範囲が狭く，また底屈モーメントも小さい．歩行速度は低く，歩幅も小さい．

　以上の因果関係を整理する．

①初期接地時に股関節の屈曲角度が20°を超えているにもかかわらず，その可動範囲が狭い原因は，腰椎前弯の増強による神経根症状の増悪に伴う疼痛を回避しているためと推察される．すなわち，その代償として，骨盤を後傾し，腰椎前弯を消失させることで，さらに下肢を振り出しやすくしている．また，荷重応答期に体幹を後屈することで，床反力ベクトルが股関節近くを通ることから，伸展モーメントが非常に小さくなっている（図3）．

②この体幹後屈運動を代償するために，膝関節は常に屈曲位となっている．それに伴い，荷重応答期には伸展モーメントが非常に大きくなっている．

③膝関節が常に屈曲位となっていることから足関節においても底屈方向への可動範囲が小さくなっている．さらに足関節底屈モーメントを小さくし前方への推進力を軽減させることで歩行速度を下げ，下肢全体で伸展モーメントをより少なく抑えることで，歩行を可能としている．

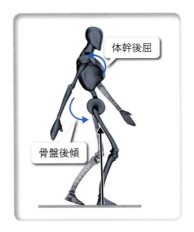

図3●荷重応答期

[※3] ロコモーターユニット：ヒトの歩行におけるパッセンジャーユニットは，骨盤を含む頭部，上肢，体幹であり，ロコモーターユニットは，骨盤を含む下肢である．

4 治療のポイント

「腰部脊柱管狭窄症診療ガイドライン2011」[1]によると徒手療法やストレッチなど，または，体操や歩行練習などの運動療法を単独で実施しても腰部脊柱管狭窄症に有効であるとの十分なエビデンスは得られていない．一方，推奨グレードC，エビデンスレベル3の治療として，腰部脊柱管狭窄症の症状の一部である腰殿部痛や下肢痛については徒手療法やストレッチなど，または，体操や歩行練習などの運動療法の組合わせは有効であるとされている．しかし，しびれを主症状とする腰部脊柱管狭窄症や神経性跛行に関しての効果はなお不明である．

本症例の主要な問題は，腰椎の過伸展運動による神経根症状の増悪に伴う疼痛である．歩行中の腰椎過伸展の改善をするために，腹横筋のトレーニングが重要となる．運動課題のレベルとして，歩行時での腹横筋のトレーニングは難易度が高すぎる．難易度を下げて腹横筋のトレーニングをするために，まず座位で行う．座位において腹式呼吸に合わせて臍部の引き込み運動（ドローイン）を実施する．座位で7割方できるようになれば，順次立位，歩行で実施する．さらに難易度の調節として，各肢位で二重課題によるエクササイズも取り入れていくことが重要である．同時に，疼痛が増悪しない範囲で徐々に歩行距離を伸ばしていく歩行練習も実施する．また，OKC（開運動連鎖）による下肢筋力増強を行う（自重による下肢トレーニングからはじめる）．

本症例の概略を表に，介入の思考過程を図4にまとめた．

表 ● 本症例の概略

問題点	必要な筋力トレーニング・運動	改善・処方変更の評価基準
・同年代標準値を下回る歩行率・歩幅・歩行速度 ・歩行時の股関節屈曲，膝関節屈曲，足関節底屈範囲やや狭小化 ・腰椎前弯の消失と骨盤後傾，体幹後屈 ・歩行中の腰椎過伸展	腹横筋のトレーニング（座位における腹式呼吸に合わせてのドローイン，順次，立位，歩行でのドローイン）	無理なくドローインができれば肢位を変更する．
	徐々に距離を伸ばして歩行練習	歩行練習中に痛みおよびしびれが増強しない．歩行中に腰椎過伸展を認めないこと．
	OKCによる下肢筋力増強運動	局所の炎症症状や筋肉痛の出現をみながら徐々に負荷量を設定する．

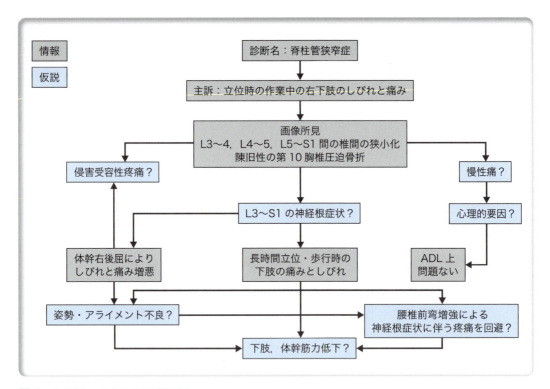

図4 ● 本症例への介入の思考過程

■ 引用文献

1)「腰部脊柱管狭窄症診療ガイドライン 2011」(日本整形外科学会, 日本脊椎脊髄病学/監, 日本整形外科学会診療ガイドライン委員会, 腰部脊柱管狭窄症診療ガイドライン策定委員会/編), 南江堂, 2011

第4章 ケーススタディ
2. 変形性膝関節症

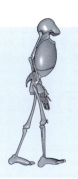

　変形性膝関節症（膝OA）は，高齢女性に最も多い骨関節疾患の1つである．関節軟骨の変性と摩耗が進行し，膝関節の内反変形と疼痛を主症状とする．日常生活上の機能障害は，膝関節の深屈曲を必要とする起居動作や，膝関節への荷重が大きくなる階段昇降，歩行などで顕著となる．整形外科的治療は基本的に対症的な保存療法である．すなわち，関節痛に対する鎮痛剤の服薬や温熱療法，電気療法などの物理療法，あるいは関節水腫に対する関節穿刺とヒアルロン酸注射である．さらに，二次的な運動機能障害に対する筋力トレーニングとストレッチングを主体とする運動療法が一般的な治療法である．進行例には，高位脛骨骨切り術（HTO），人工関節全置換術（TKA），単顆型人工関節置換術（UKA）などの手術療法が適応となる．

1 症例提示

年齢	70歳代前半	身長	150cm
性別	女性	体重	62kg
BMI	27.6（18.5～25が標準体重）	合併症	高血圧，高脂血症，変形性腰椎症
現病歴	5年前，階段降段時に左膝関節痛を訴え，他院受診．X線所見上，変形性膝関節症の診断を受けた．消炎鎮痛剤の内服，外用薬治療を開始したが，症状は軽快しなかった．その後，歩行時にも疼痛，関節水腫がみられ，関節穿刺，ヒアルロン酸関節注射を実施した．その後も症状は徐々に悪化し，2年前より右膝にも同様の症状が出現した．今回，理学療法を目的に当院受診．		
本人の希望	階段が降りられないので膝の痛みを何とかしてほしい．手術を受けずに治したい．		
環境	夫（70歳代前半）と2人暮らし．住居は持家で，郊外の一軒家（平屋）．兼業農家だったが，現在は年金生活．外出は主に夫の運転する自動車を利用．		
X線所見	両側とも脛骨大腿関節内側および膝蓋大腿関節関節症．FTA[※1]：190°/185°（左/右）．左右とも骨棘形成，左は5mmの亜脱臼がみられる．ケルグレンローレンス分類[※2]（Kellgren-Lawrence grading）：グレード3/2（左/右）		
膝関節可動域	−20～130°/−15～140°（左/右）	徒手筋力検査（MMT）	膝伸展4/4，膝屈曲4/4，股伸展4/4，股屈曲5/5，股外転5/5，股内転4/4，足底屈5/5，足背屈5/5（左/右）
その他の所見	両側とも膝関節周囲の腫脹あり．熱感，発赤なし．膝関節運動開始時に脛骨内側顆部に疼痛．圧痛も同部位にみられる．一方，内側広筋は両側とも明らかな萎縮がみられる．		
日常生活動作ほか	自宅では洋式の生活で，畳上での起居は行っていない．入浴は30cmの腰掛けでシャワーが多い．浴槽の出入りは両側の手すりを使用する．畑で作業する機会が多く，ビール瓶のケースに座って作業する．		
階段昇降	昇りは右脚から2足1段．降りは段差が低い階段では左脚から2足1段．殿部を壁や手すりに押しつけて降りる．段差が高くなると降段不可となる．		

2 歩行分析

① 時間距離因子

歩行率，歩幅，歩行速度，いずれも同年代標準値を下回る．

② 下肢の関節角度（図1）

1）膝関節

荷重応答期，立脚終期ともに膝関節が完全に伸展することはなく，常に20°以上屈曲している．遊脚初期における最大屈曲は約50°である．両側とも顕著な側方動揺性は認めない．

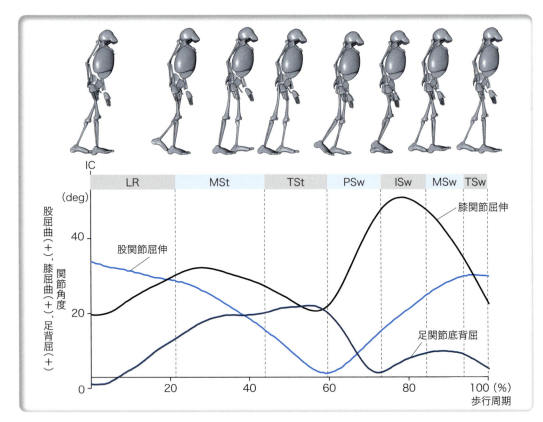

図1 歩行周期と下肢の関節角度

IC：初期接地，LR：荷重応答期，MSt：立脚中期，TSt：立脚終期，PSw：前遊脚期，ISw：遊脚初期，MSw：遊脚中期，TSw：遊脚終期．

※1 FTA（femoro-tibial angle）：大腿長軸と脛骨長軸のなす角（外側角）．正常角度170～175°．
※2 ケルグレンローレンス分類：X線画像上，関節裂隙の狭小化と骨棘形成を包括して5段階で膝OAを評価する．

2）股関節

初期接地時の屈曲角度は約30°，立脚終期の伸展角度は−5°，すなわち常に屈曲位である．

3）足関節

初期接地時の背屈角度は約0°，立脚終期の背屈角度は約20°，前遊脚期の背屈角度は10°であり，底屈方向の運動範囲が狭い．

③ 下肢の関節モーメント（図2）

1）膝関節

荷重応答期における伸展モーメントは正常パターンと比較して大きい．さらに立脚終期に至っても伸展モーメントが発生している．

2）股関節

荷重応答期における伸展モーメントは正常パターンと比較して大きい．逆に立脚終期の屈曲モーメントが小さくなっている．

3）足関節

立脚中期から立脚終期までの底屈モーメントは正常パターンと比較して小さい．

③ 異常メカニズムの考察

矢状面上，典型的な変形性膝関節症の特徴を示している．すなわち，膝関節

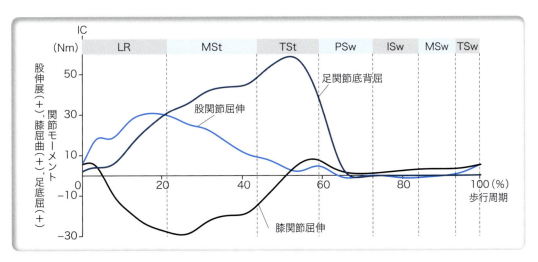

図2 ● 歩行周期と下肢の関節モーメント

IC：初期接地，LR：荷重応答期，MSt：立脚中期，TSt：立脚終期，PSw：前遊脚期，ISw：遊脚初期，MSw：遊脚中期，TSw：遊脚終期．

の可動範囲は狭く，逆に荷重応答期の伸展モーメントが大きい．しかも，歩行速度は低い．この重症度の変形性膝関節症の主な症状は疼痛と可動域制限である．また，本症例では内側広筋に萎縮がみられるにもかかわらず，歩行中の膝関節モーメントは大きい．以上の因果関係を整理する．

① 可動範囲が狭い原因は関節拘縮，および運動に伴う疼痛を回避しているためと推察される．関節拘縮の原因は主に関節周囲の骨棘である．加えて，ハムストリングス，特に半膜様筋腱および膝窩筋が関節包後方と連絡しており，二次的にこれらの筋腱が短縮し，関節拘縮をきたす．病期の進行に伴い，下腿三頭筋も伸張性が低下する．

② 膝関節屈曲位での歩行で伸展モーメントが大きくなることは自明である．さらに膝関節屈曲位では立脚中期〜終期の股関節伸展が困難となる．結果として歩行周期中，膝関節は身体重心の前方に位置する．したがって，床反力ベクトルは膝関節の前方を通過することなく，屈曲モーメントは発生しない．徒手筋力検査が3＋レベルで健常歩行は可能といわれており，本症例のように内側広筋に萎縮があっても歩行は可能である．ただし，歩行速度を下げることで，伸展モーメントをより少なく抑え，歩行を可能としている．同様に，体幹前傾により，重心を前方に移動させ，膝関節伸展モーメントを低下させている．

❹ 治療のポイント

「理学療法診療ガイドライン 第1版」[1])によると推奨グレードA，エビデンスレベル1の治療は，筋力トレーニング，有酸素運動，減量，物理療法（電気，温熱，超音波療法）である．

前述の膝関節後方の筋腱の短縮に対して，持続的伸張が関節不安定性，疼痛の改善に有効である．

筋力トレーニングの方法決定において考慮すべきリスクは，関節変形と疼痛である．すなわち，関節の圧縮力を高めない環境下でのトレーニングが好ましい．したがって，OKCトレーニング，特に短縮性収縮による抵抗運動を行う．また，水中トレーニング（**第2章**：図46〜図48参照）は，浮力により荷重痛を軽減することが可能であり，有用な大腿四頭筋の強化方法である．本症例においては，油圧・空圧マシンの利用，あるいは徒手抵抗が理想的な負荷の方法である（**第2章**：図27，図28，図30参照）．重錘，チューブを用いる場合は，遠心方向の運動で徒手による介助を加える（**第2章**：図75参照）．重錘，チューブ，いずれの方法でも運動の終末域で負荷が増加する．一方，このとき機能すべき内側広筋はすでに萎縮している．負荷が高すぎると終末伸展が困難

となる．負荷の加え方に注意すると同時に，患者には終末伸展を意識させるためオリエンテーション，フィードバックが必要である．また，多くの症例で外反扁平足を合併している．これにより身体重心はさらに後方に偏倚する．また，カーフレイズによる下腿三頭筋，足底筋群の筋力トレーニングも有効である（**第2章：図30**参照）．

本症例の概略を**表**に，介入の思考過程を**図3**にまとめた．

表●本症例の概略

問題点	必要な筋力トレーニング・運動	改善・処方変更の評価基準
・同年代標準値を下回る歩行率，歩幅，歩行速度 ・歩行時の股関節屈曲位，膝関節屈曲位，足関節底屈範囲やや狭小 ・膝関節の拘縮による関節可動域制限，疼痛 ・内側広筋の萎縮 ・歩行中の腰椎過進展	・大腿四頭筋のOKCトレーニング（油圧・空圧マシン，徒手抵抗，重錘，チューブ） ・下腿三頭筋と足底筋群のトレーニング（カーフレイズ） ・有酸素運動，減量，物理療法（電気，温熱，超音波療法）	膝関節JOAスコア ・歩行距離と疼痛の有無 ・階段昇降の歩容と手すりの使用 ・起居動作，和式のADLの可否

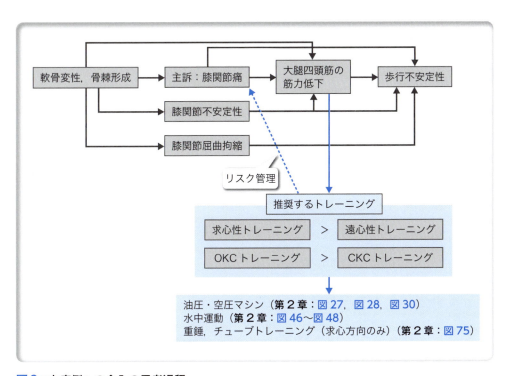

図3●本症例への介入の思考過程

■ 引用文献

1）5．変形性膝関節症．「理学療法診療ガイドライン第1版」（日本理学療法士学会／編）（http://www.japanpt.or.jp/upload/jspt/obj/files/guideline/11_gonarthrosis.pdf），日本理学療法士協会，2011

第4章 ケーススタディ
3. 脳卒中片麻痺

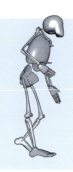

　脳卒中とは，脳血管疾患（脳血管障害）のうち発作型の障害である．脳卒中の病型別頻度は，アテローム血栓性梗塞，ラクナ梗塞，心原性脳塞栓症，高血圧性脳出血，クモ膜下出血の順に多い[1]．脳卒中の危険因子としては，年齢，男性，高血圧，糖尿病，脂質異常，喫煙，心房細動，大量飲酒などがあるが，発症予防，再発予防ともに高血圧のコントロールが最も重要と考えられている[2]．脳卒中はわが国の死亡原因の第4位であり，患者数は推定約147万人と報告され，寝たきり状態となる原因の約40％，要介護状態となる原因の第1位[3)4)]である点は，医療・介護分野における多くの経済的・人的資源の投入をまねいている重大な問題といえる．

1 症例提示

年齢	50歳代後半	身長	165cm
性別	男性	体重	65kg
BMI	23.9（18.5〜25が標準体重）		
診断名	脳梗塞後遺症（右片麻痺）		
現病歴	平成○年△月□日夕方より倦怠感，右上下肢の脱力感と呂律が回りにくいことを自覚し，救急病院に搬送される．搬送時意識は清明であったが，右片麻痺，感覚障害，構音障害を認めた．頭部CTの結果，左内包，放線冠にラクナ梗塞を認めた．抗血小板薬による薬物療法を開始．発症14日後，さらなる身体機能の回復，自宅退院をめざして当院回復期リハビリテーション病棟へ入院．現在，発症後94日であり，理学療法，作業療法，言語聴覚療法実施中．		
合併症	高血圧症，糖尿病		
本人の希望	自宅に退院し，再び商売を行えるようになりたい．短下肢装具を用いず楽に速く歩けるようになりたい．		
環境	子ども2人はそれぞれ自立しており，現在は妻（60歳代前半）と2人暮らし．2階建ての自宅兼店舗にて小売業を営んでいる．1階の自宅スペースと店舗の間には高い段差があり，1日に何度も昇降する必要がある．自営業収入にて生活．		
理学療法評価	BRS（Brunnstrom Recovery Stage）：右上肢3，右手指3，右下肢4		
	SIAS（Stroke Impairment Assessment Set）：44点		
	感覚検査：表在感覚，深部感覚ともに右上下肢重度鈍麻		
	MAS（Modified Ashworth Scale）： 　右肘関節屈曲筋1＋，右手関節掌屈筋1＋，右膝関節伸展筋1，右足関節底屈筋1		
	関節可動域：右足関節背屈10°，右肩関節屈曲90°，外転120°，外旋10°		
	FIM（Functional Independence Measure）：93点		

2 歩行分析

　油圧制動継手付き短下肢装具を装着しての歩行は屋内外自立されている．しかし，今回は本人の希望にもとづき，短下肢装具なしでの独歩における異常メカニズムを考察し，治療戦略を検討する．

① 全体像

　歩行周期全体を通じて視線は足もとにあり，前方を見ることが困難．右上肢の屈曲筋群は筋緊張が高まり，軽度屈曲位で体側に固定されている．

② 時間距離因子

　歩行率（53.1歩/分），歩行速度（0.26m/秒）は同年代標準に比べ著明に低下しており，右歩幅40.2cm，左歩幅20.3cmで両歩幅とも減少しているが，左歩幅がより減少している．

参考：時間距離因子の同年代標準値[5]

歩行率：男性　82～126歩/分　　女性　97～137歩/分

歩幅　：男性　0.61～0.81m　　女性　0.52～0.78m

速度　：男性　0.96～1.68m/秒　女性　0.91～1.63m/秒

③ 麻痺側下肢の関節角度（図1）

1）股関節

　初期接地時の屈曲角度は約10°，立脚終期の伸展角度は約0°，すなわち立脚期中，常に屈曲位である．遊脚期における屈曲角度は最大20°未満であり，不足している．

2）膝関節

　初期接地時は屈曲伸展約0°であるが，そこから過剰な伸展が生じ反張膝位となる．荷重応答期にいったん，屈曲伸展0°まで戻るが，再び立脚中期から終期まで過剰な伸展により反張膝位となる．前遊脚期から遊脚初期の屈曲角度は約10°程度で著明に低下しており，運動範囲が狭い．

3）足関節

　初期接地時は約15°の底屈位であり，立脚終期も約10°の底屈位で背屈位とならない．前遊脚期に約25°の底屈位となり，遊脚期中は常に約30°の底屈位

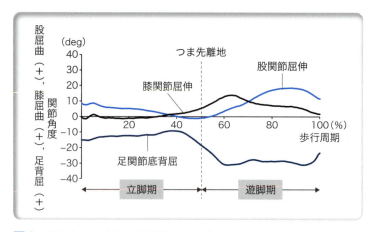

図1 ● 歩行中の麻痺側下肢関節角度変化

であり背屈運動が生じない．

④ 麻痺側下肢の関節モーメント（図2）

1）股関節

初期接地から荷重応答期にかけての伸展モーメントは正常パターン（15〜20Nm）と比較して大きい．これは床反力作用点（COP）が足部前方にあり，床反力ベクトルが正常歩行時よりも股関節の前方を通過するためである（図3）．立脚終期には屈曲モーメントは発生せず伸展モーメントが発生している．

2）膝関節

初期接地から立脚終期にかけて屈曲モーメントが発生している．これは，床

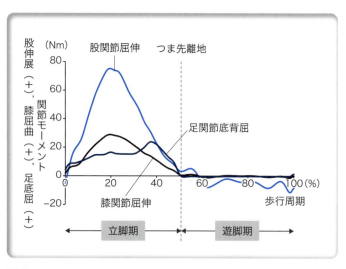

図2 ● 歩行中の麻痺側下肢関節モーメント変化

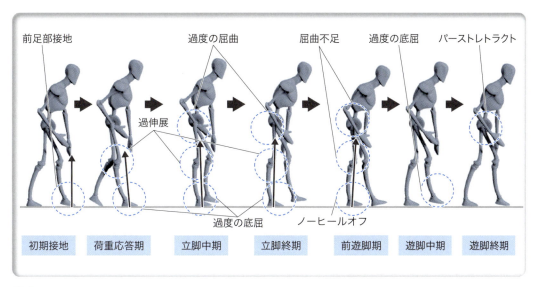

図3 ● 本症例の歩行分析

反力ベクトルが膝関節の前方を通過するためである．前遊脚期の伸展モーメントも発生せず，逆に屈曲モーメントにより膝関節を屈曲させている．

3）足関節

初期接地から立脚終期まで常に底屈モーメントが発生している．これは，床反力ベクトルが常に足関節の前方を通過するためである．立脚終期の底屈モーメントは正常パターン（45〜60Nm）と比較して著明に小さい．

異常メカニズムの考察 (図3)

麻痺側の初期接地時は股関節の屈曲角度は小さく，足関節底屈位で前足部接地となっている．この要因として，以下の3点が併存していると考えられる．
①随意的な足関節背屈運動が困難であるために，足関節底屈位での接地となる．
②重度の感覚障害のために足底接地のタイミングがわからず荷重に恐怖心があり，代償的に視覚にて接地を確認するため，足先からの接地となる．
③荷重応答期に股関節伸展筋，膝関節伸展筋の十分な活動がないため，荷重応答期において，それらの筋をあえて使わないように二次的に足先からの接地となる．

荷重応答期から立脚中期においては，足関節の背屈運動が生じてこないため床反力作用点（COP）が前方に位置したままとなる．このため，床反力ベクトルと股関節中心からのモーメントアームが長くなり，股関節伸展モーメントが大きくなっている．膝関節についても同様に，床反力ベクトルが膝関節の前方

を通りモーメントアームが長くなり，膝関節後面組織の受動要素による膝関節屈曲モーメントが生じていると考えられる．

立脚中期から終期においては，荷重応答期から引き続く足関節の過度の底屈によって，前方推進力が低下しており重心の十分な前方移動が行えない．下腿三頭筋による足関節底屈モーメントも不足しているため，足関節は底屈位のままとなり，股関節の伸展角度も小さいと考えられる．これによって対側下肢の接地が早まり歩幅は減少している．

前遊脚期から遊脚中期における股関節と膝関節の屈曲不足と足関節の過度の底屈によるクリアランスの低下を代償するために，股関節を外転させてぶん回し歩行となり，遊脚終期に初期接地を調整するために**パーストレトラクト**[※1]が生じていると考えられる．

4 治療のポイント

全歩行周期おいて，初期接地の足関節位置不良に伴う前方推進力不足の問題が，荷重応答から下肢関節運動の異常を引き起こしていると考えられる．このため，まずは初期接地から立脚中期における治療戦略を考える．続いて，立脚中期から遊脚初期，遊脚初期から立脚初期，部分練習から全体練習へと治療を展開していく．

① 随意的な足関節背屈筋の活動が不足している点についての治療戦略

麻痺側下肢のBRSは4であることから，足関節の背屈運動はわずかに可能であるものの，歩行中に要求されるトルクを生成できていないことになる．よって，量的側面と質的側面の両方の問題を包含していることになる．

このため，まずは量的側面への介入として，足関節背屈筋の筋力増強を図る．このとき，有効な介入手段として**治療的電気刺激**（Therapeutic Electrical Stimulation：**TES**）があげられる（**第2章：図57**参照）．TESによって，電気刺激した筋肉の抑制介在ニューロンから，その拮抗筋の運動ニューロンと抑制介在ニューロンへのシナプスの伝達効率を増強させ，足関節底屈筋の痙縮を抑制して足関節背屈筋の随意性が向上する効果が示唆されている[6]．よって，電気刺激にて足関節背屈筋群を収縮させた後に随意的な背屈運動を行い，電気刺激量を漸減していき，随意的な背屈運動量を増大させていくことで筋力増強を図る（**図4**）．

※1 パーストレトラクト：遊脚終期で生じる逸脱運動で，遊脚期における股関節屈曲運動による大腿の前方移動が，股関節伸展運動によって引き戻されたように観察される．

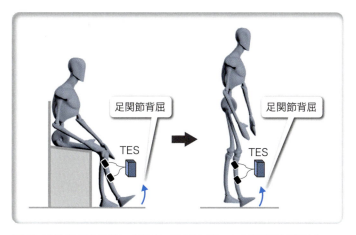

図4● 治療的電気刺激（TES）装置を用いた足関節背屈運動

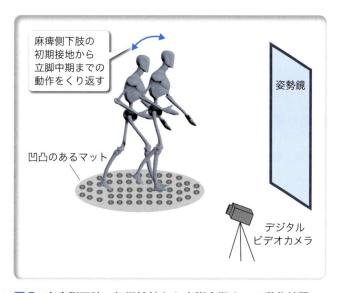

図5● 麻痺側下肢の初期接地から立脚中期までの動作練習

　質的側面への介入として，最初は座位姿勢での足関節背屈運動にて収縮状況の確認を行いながら目標の背屈角度を設定し，どの程度背屈運動が行えたかをフィードバックする．次に，動作特異性の観点から立位での背屈運動へ移行し，同様に目標の足関節背屈角度と実際の足関節背屈角度の差をフィードバックする．

② 感覚障害による代償的な足先からの初期接地についての治療戦略

　凹凸のある床面などにて表在感覚情報を多くした状態での接地をくり返し，感覚機能の改善を試みる（図5）．同時に，姿勢鏡を用いて視覚的フィードバックを与え，接地の瞬間から荷重応答場面における麻痺側下肢での支持の状態を

確認してもらう．徐々に姿勢鏡を見る回数を減らし，最終的に麻痺側下肢の初期接地から立脚中期までの動作練習を部分練習として実施する．練習場面をビデオで撮影し，動作後に動画を見ながら初期接地から立脚中期までの下肢関節運動の状態についてフィードバックを行う．また，動作中の非麻痺側下肢の状態にも注意を向け，麻痺側下肢の初期接地を非麻痺側下肢の体性感覚情報によっても判断できるようになることで恐怖心の排除をめざす．

③ 股関節伸展筋，膝関節伸展筋の活動不足についての治療戦略

まずは，量的側面への介入として股関節伸展筋力と膝関節伸展筋力の増大を図る．随意的な側臥位での股関節伸展運動，端座位での膝関節伸展運動を行い全可動域にわたり筋収縮を行う．収縮が弱く運動が困難となる場合にはアシストを加え，アシスト量を漸減しながら反復する．そして，質的側面への介入として，図5と同様に麻痺側下肢の初期接地から立脚中期までの動作練習にて収縮を確認しながら反復実施する．

④ 立脚中期から遊脚初期における治療戦略

まずは，量的側面として足関節背屈運動を制御する下腿三頭筋力の増大を図る．これには，立位にて，非麻痺側上肢で支持物をもった状態でのカーフレイズを行う（図6）．このとき，低い台を前足部の下に設置し，足関節背屈位からの底屈運動を行う．そして，足関節底屈位から開始姿勢にゆっくりと戻る．こ

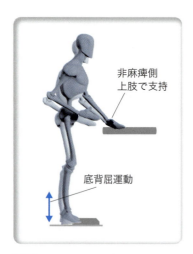

図6● カーフレイズによる下腿三頭筋の筋力増強運動

足関節背屈位からの底屈運動にて下腿三頭筋の短縮性収縮となり，ゆっくりと戻ることで下腿三頭筋の伸張性収縮となる．

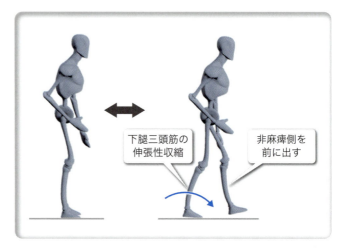

図7● ステップ動作練習

の環境設定によって，立脚中期から立脚終期にかけての下腿三頭筋の収縮様式である伸張性収縮をトレーニングできる．上肢での支持量を漸減していきながら，回数を増やしていくことで負荷量を漸増する．そして，質的側面への介入として，ステップ動作練習（麻痺側を床につけたまま，非麻痺側を前に出す部分練習）にて動作速度やステップ幅を漸増させながら反復実施する（図7）．

⑤ 遊脚初期から立脚初期における治療戦略

前遊脚期から遊脚初期にかけての股関節伸展位からの屈曲運動と，膝関節の屈曲運動は，足関節の底屈によって踵が地面から離れること（踵離地）が重要である．そのため，ステップ動作練習によって，立脚中期から遊脚初期までの足関節背屈運動が生成されてきた後に，ステップ幅を増大させて踵離地までの練習をくり返す．正常歩行では，続いて踵離地後につま先離地が起こり，ここで急速な背屈運動が要求されるが，これが脳卒中患者においては最も難しい運動の1つとなる．これには，有効な介入手段として**機能的電気刺激**（Functional Electrical Stimulation：**FES**）があげられる．「脳卒中治療ガイドライン2015」[7]ではFESの使用はグレードBであり，**筋電バイオフィードバック**（Electromyographic biofeedback）[※2]は歩行の改善，特に足背屈改善に効果があるとされている[8)9)]．また，FESが歩行の非対称性改善や6分間歩行距離の延長をもたらすとの報告もある[10)～12)]．よって，センサーにて離地を捉え，電気刺激による足関節背屈筋活動を引き出し，筋電フィードバック機能も用いてクリアランスを確保する（図8）．電気刺激量を漸減させていくことで，足関節の急速な背屈運動を自ら行えるようになることをめざす．

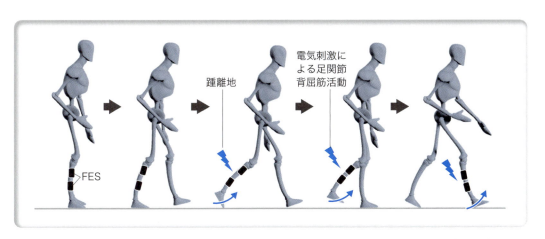

図8●機能的電気刺激（FES）を用いた遊脚初期から初期接地までの麻痺側の足関節背屈運動

※2 筋電バイオフィードバック（Electromyographic biofeedback）：筋活動を表面筋電図により導出し，視覚的な情報（図，グラフ，文字）や聴覚的な情報（音）などに変換してフィードバックすること．これによって，本人が筋活動動態を認識しやすくなる．

⑥ 部分練習から全体練習へ

　　初期接地において，足関節背屈運動が随意的に生成できない状態でいくら歩行練習をしても，患者の希望である楽に速く歩くことは叶えることができない．これまで述べてきた治療戦略によって部分練習を行い，練習効果が得られてきたことを確認してから全体練習としての歩行練習を行い，転移効果を確認しながら全体練習をくり返すことが重要である．

　　また，部分練習で十分な効果が生じていないときには，長距離の歩行練習を行うと種々の代償動作が出現し，誤学習が生じる可能性もあるため，歩行距離や速度の設定が重要となる．

　　以上のように，部分練習における結果のフィードバックと難易度調整によって，練習効果と歩行における改善度合いとの因果関係を分析する．そして，患者を取り巻く環境因子，長期的予後予測から容認される代償動作をも判断し，短下肢装具装着の有無を含めて患者における最適歩行を決定し，患者に提案できる能力がわれわれ理学療法士には必要である．

　　本症例の概要を表に，介入の思考過程を図9にまとめた．

表 ● 本症例の概略

問題点	必要な筋力トレーニング・運動	改善・処方変更の評価基準
・頭頸部屈曲，視線が足元 ・右上肢の屈曲筋群の筋緊張，軽度屈曲位での体側への固定 ・同年代に比べ，歩行率と歩行速度は顕著に低下 ・左歩幅の減少 ・歩行時の股関節屈曲位，膝関節の反張膝と運動範囲の減少，足関節の背屈運動低下 ・歩行時の足関節位置不良に伴う前方推進力不足による下肢関節運動の異常	①足関節背屈筋の筋力増強（治療的電気刺激→随意的背屈運動） ②座位姿勢での足関節背屈運動による背屈角度のフィードバック→その後，立位での背屈運動へ移行し，目標背屈角度との差をフィードバック ③凹凸のある床面での接地のくり返し ④姿勢鏡による視覚的フィードバック ⑤下肢関節運動のビデオによるフィードバック ⑥股関節と膝関節の筋力トレーニング ⑦下腿三頭筋の増強（上肢支持によるカーフレイズ） ⑧FESを用いたステップ練習	①②SIAS下肢遠位のスコアに改善がみられるか否か ②座位・立位姿勢において指定した足関節角度への運動が可能か否か．また，その運動の滑らかさは十分か ③④⑤平地での接地場面で，足関節の過剰な底屈，膝関節の膝折れ，反張膝が生じていないか ⑥⑦MMTにおいて股関節伸展，膝関節伸展筋力，足関節底屈に改善を認めるか否か ⑦⑧ステップ動作練習，歩行場面において立脚後期に麻痺側足関節の踵離れが生じているか ⑦⑧ステップ練習，歩行場面において立脚後期に十分な股関節伸展（20°伸展）が生じているか

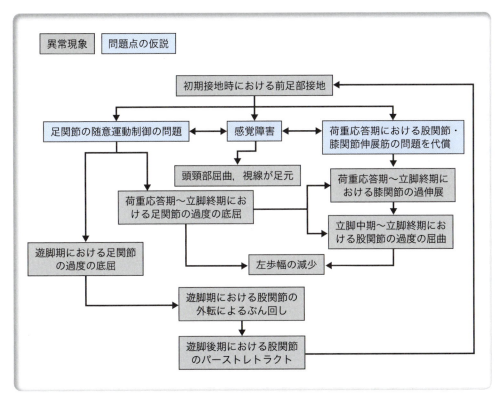

図9●本症例への介入の思考過程

■ 引用文献

1) 「脳卒中データバンク2015」(小林祥泰/編, 大櫛陽一/解析), 中山書店, 2015
2) 「脳卒中治療ガイドライン2015 [追補2017対応]」(日本脳卒中学会脳卒中ガイドライン委員会/編), 協和企画, 2017
3) 中馬孝容:Evidenceの構築に向けて. 理学療法学, 36:172-174, 2009
4) 高木繁治:脳卒中の医療連携. 神経治療学, 27:751-755, 2010
5) 「Biomechanics and Motor Control of Human Movement 3rd ed.」(Winter DA), Wiley, 2004
6) 村岡慶裕, 他:治療的電気刺激による脳卒中患者の足関節筋群における2シナプス性Ia相反抑制の変化. リハビリテーション医学, 37:453-458, 2000
7) 「脳卒中治療ガイドライン2015」(日本脳卒中学会 脳卒中ガイドライン委員会/編), 協和企画, 2015
8) Moreland JD, et al:Electromyographic biofeedback to improve lower extremity function after stroke: a meta-analysis. Arch Phys Med Rehabil, 79:134-140, 1998
9) Intiso D, et al:Rehabilitation of walking with electromyographic biofeedback in foot-drop after stroke. Stroke, 25:1189-1192, 1994
10) Burridge JH, et al:The effects of common peroneal stimulation on the effort and speed of walking: a randomized controlled trial with chronic hemiplegic patients. Clin Rehabil, 11:201-210, 1997
11) Chung Y, et al:Therapeutic effect of functional electrical stimulation-triggered gait training corresponding gait cycle for stroke. Gait Posture, 40:471-475, 2014
12) 前川遼太, 他:脳卒中片麻痺者における機能的電気刺激を用いた歩行訓練の運動学習効果. 臨床バイオメカニクス, 35:337-341, 2014

第4章 ケーススタディ
4. パーキンソン病

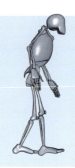

　パーキンソン病は中脳におけるドパミン神経細胞が徐々に変性・脱落することで神経伝達物質であるドパミンが減少し，運動症状（筋固縮，安静時振戦，無動，姿勢反射障害）と非運動症状（自律神経障害，精神障害，認知機能障害など）を呈する進行性疾患である[1]．難病に指定され，1,000人に約1人の割合で発症する．50〜60歳代に好発し，40歳未満での発症は若年性パーキンソン病とよばれる．病因は解明されておらず根治的な治療はないが，病態に合わせて薬物療法，外科的治療，運動療法が実施され，「パーキンソン病診療ガイドライン2018」ではリハビリテーションの有効性が認められている[2]．最近ではiPS細胞を用いた治験が開始される予定であり，今後の報告が期待される．

1 症例提示

年齢	80歳代前半
性別	女性
身長	156cm
体重	55kg
BMI	22.6（18.5〜25が標準体重）
診断名	パーキンソン病（Hoehn & Yahr stage IV）[※1]
現病歴	65歳ごろより右上肢の振戦が出現し，徐々に動きにくくなった．75歳ごろから転倒するようになり，近医を受診しパーキンソン病と診断された．その後，L-dopaによる薬物治療が開始され，症状は軽快した．80歳ごろ，再び屋内での転倒がみられるようになり，床から自分で立ち上がれない場面もみられたが，日常生活は何とか自立レベルであった．今回，同居している息子夫婦が不在の日に転倒し，約1日床から起き上がれずにいるところを帰宅した息子夫婦が発見し，介護の限界と考え，当院療養病棟入院となった．翌日より理学療法が処方された．
合併症	高血圧
主訴	歩くときに左足が重く床に擦ってしまう．NRS 9点（10点が今まで経験した最も足が重く感じる状態）．手が震える．
本人の希望	家に帰りたい．トイレなどへは歩いて移動したい．
環境	夫は10年前に他界．息子夫婦と同居していたが息子の嫁との関係は不良である．息子は仕事のため現実的には介護困難．
治療薬	L-dopa（レボドパ製剤），ドパミンアゴニスト（ペルゴリドメシル酸塩）

2 理学療法評価

① 全体像

まじめで神経質な印象．コミュニケーションに問題はなく，リハビリテーションに積極的である．

1）徒手筋力テスト（MMT）
上下肢は4～5，両側中殿筋4，体幹2

2）関節可動域（ROM）
両股関節伸展－10°，両膝関節伸展－15°，体幹伸展5°，体幹左回旋5°，体幹左側屈5°，体幹右回旋15°，体幹右側屈15°．すべて他動での角度．

② 日常生活動作

1）機能的自立度評価表（FIM）
82点（最低18点，最高126点）．病棟生活では，病棟内シルバーカー歩行自立，日中のトイレは身障者トイレ自立，夜間はポータブルトイレ自立，更衣は軽介助．

2）MMSE（Mini-Mental State Examination）
21/30点，見当識－2（8/10），計算－4（1/5），記憶（遅延再生）－3（0/3）

3）UPDRS[※2]
PartⅢ：15点

4）転倒歴
自宅では畑や屋内で1カ月に1回程度．入院後は0回．

③ ニード

進行性疾患であり，二次障害への介入が重要になること，現状の能力，主訴，希望，療養病棟に入院され退院の目途がないことから，少しでも楽に歩ける能力を維持することが必要である．そうすることで，日常生活上の活動量が維持でき，二次障害を予防し，できる限りその人らしい生活を送るための基盤をつ

※1 Hoehn & Yahrの分類：パーキンソン病の重症度をstageⅠ～Ⅴの5段階で分類した評価方法である．簡単に紹介するとstageⅠでは片側の手足に筋固縮や振戦がみられ，stageⅡでは両側性を示す．stageⅢでは姿勢反射障害がみられ，stageⅣではなんとか歩行可能であるが，日常生活の大半に介助が必要なレベル．stageⅤでは寝たきり，または車椅子生活レベル．

※2 UPDRS（Unified Parkinson's Disease Rating Scale）：パーキンソン病患者の包括的な評価として国際的に用いられる評価方法である．大きく4つのPartに分かれており，PartⅠでは精神機能，行動，気分，PartⅡでは日常生活動作（on/off時に分けて評価），PartⅢでは運動機能検査（on時に評価），PartⅣでは治療の合併症を評価する．

くることが可能になると考えられる．

　そこで，ニードとしては「楽に歩ける」とし，左遊脚期に足を床に擦らない歩行の獲得を目標とする．

3 動作分析

① 片脚立位

　「左足を床に擦る」原因を検討するため，左下肢のクリアランスを保つ要因の1つである右下肢の立脚期の動作に着目し，まずは歩行時立脚期の股関節内外転角度に相関するとされる片脚立位を評価する．上肢にて前方支持した状態で安全を確保し，右下肢支持での片脚立位を実施すると，右股関節は過度に内転する（図1A）．左下肢のクリアランスは保たれているが骨盤が左下制しており，歩行時左遊脚中期と同様の挙動を示す．また，体幹は右側屈している．

　本症例はMMT4レベルであり，片脚立位に必要と考えられる下肢筋力について大きな問題がなく，別の部分に問題があると考えられる．右足部に注目すると，足尖が内側を向いており，右側への重心移動時に必要となる支持基底面の狭小化がみられる．この理由としては，右足関節は内転しておらず右股関節も中間位であり，右膝関節の内旋が一因と考えられる．そこで，足尖を外側に向け，支持基底面を拡大してみると，依然として骨盤は左下制しており体幹の右側屈は残存しているものの，わずかであるが右股関節の内転は軽減し，骨盤の

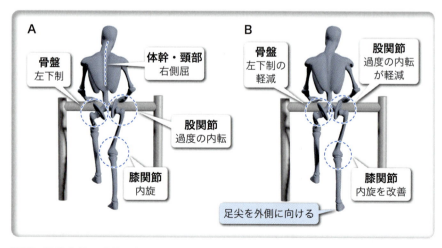

図1● 片脚立位の動作分析

A）片脚立位を指示すると歩行時左遊脚中期と同様に股関節を内転する挙動がみられる．B）右膝関節の外旋を誘導し片脚立位することで右股関節の内転が軽減したことから，右股関節の内転には右膝関節内旋の影響があると考えられる．

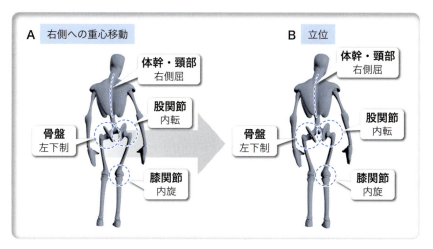

図2 ● 立位姿勢と右側への重心移動時の観察
A) 立位にて右側へ重心移動すると同様に右股関節が内転し体幹・頸部は右側屈, 骨盤は左下制した. B) 体幹・頸部右側屈, 右股関節内転, 右膝関節内旋, 骨盤左下制, 両股関節および膝関節屈曲位 (左＞右).

左下制も軽減する (図1B). この結果から, 右膝関節の内旋筋である膝窩筋の短縮が疑われ, 右膝関節の内旋を改善することで, 片脚立位の右股関節過内転を制御できると考えられる.

② 立位での左右重心移動

次に, 課題の難易度を下げ, 片脚立位よりも右下肢に荷重が少なく, 支持基底面も広い立位での左右重心移動を評価する. 右側へ重心移動をすると右股関節過内転し, 片脚立位と同様の挙動がみられる (図2A).

③ 立位での姿勢評価

体幹・頸部右側屈, 右股関節内転, 右膝関節内旋, 骨盤左下制, 両股関節および膝関節屈曲位 (左＞右). 立位姿勢においては片脚立位, 立位での右側への重心移動と同様の挙動がみられる (図2B).

④ 背臥位での姿勢評価 (図3)

立位とほぼ同様の姿勢アライメントであり, 体幹・頸部右側屈, 右股関節内転, 右膝関節内旋, 骨盤左下制, 両股関節および膝関節屈曲位. 左下肢の仮性延長がみられる. 右膝関節内旋であり右足尖は内側を向いている.

以上のことから背臥位, 立位, 立位での右側への重心移動, 片脚立位, 立脚中期では同様の挙動が認められる.

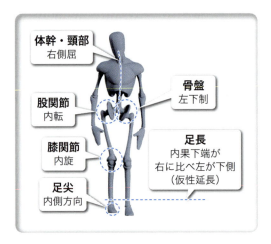

図3●背臥位の姿勢観察
体幹・頸部右側屈，右股関節内転，右膝関節内旋，骨盤左下制，両股関節および膝関節屈曲位．左下肢の仮性延長がみられる．右膝関節内旋であり右足尖は内側を向いている．

⑤ 歩行観察（観測肢は右下肢）（図4～図6）

歩行周期全体を通して体幹は前傾前屈姿勢であり股関節および膝関節は屈曲位であり，両上肢は振戦が認められる．歩行速度は遅くストライド長も短い．すくみ足や突進現象は認められない．

1）体幹・頸部

体幹・頸部は，歩行周期を通して右側屈であるが右荷重応答期が終わってから左初期接地にかけて体幹右側屈が増大する．

2）股関節

右股関節は歩行周期を通して常時屈曲位である．初期接地，荷重応答期においては屈曲位で，過度な内転が生じる．立脚中期前半以降ではわずかに伸展するも屈曲位であり，立脚終期はなく，右踵離地する前に左初期接地を迎える．その後右踵離地から遊脚終期まで屈曲する．

3）膝関節

右膝関節は歩行周期を通して屈曲位であり軽度内旋している．初期接地は過度の屈曲位で，荷重応答期では屈曲がさらに強くなる．その後わずかに伸展し屈曲位のまま右踵離地を迎え遊脚初期で最大屈曲する．右膝関節は遊脚中期から遊脚終期にかけて伸展するが屈曲位で初期接地を迎える．

4）足関節

右足関節は初期接地時底背屈ほぼ中間位であるが足底接地である．右踵離地まで背屈し，その後足尖離地まで底屈し遊脚初期，遊脚中期では背屈がわずかに生じる．

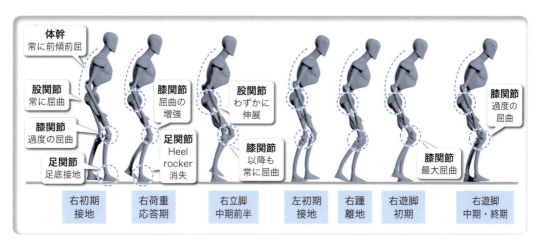

図4 ● 矢状面からみた歩行観察

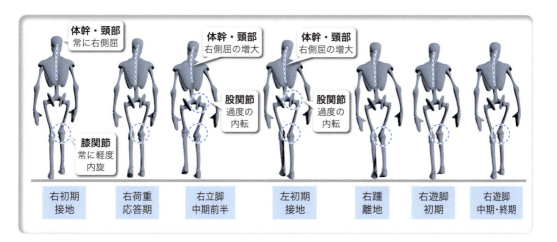

図5 ● 前額面からみた歩行観察

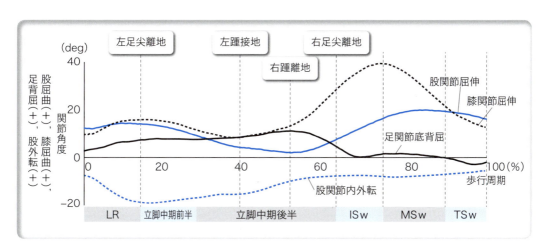

図6 ● 歩行周期と右下肢の関節角度変化

正常歩行では観察肢の踵離地が生じた後に対側の踵接地が生じるが，本症例では観察肢の踵離地が生じる前に対側の踵接地が生じるため立脚中期，立脚終期，前遊脚期が定義できないため，対側下肢の下腿が観察肢に両側の足関節が矢状面で交差した瞬間までを立脚中期前半とし，それ以降を立脚中期後半として歩行分析している．LR：荷重応答期，ISw：遊脚初期，MSw：遊脚中期，TSw：遊脚終期．

⑥ 関節モーメント（図7）

1）股関節

股関節における関節モーメントは初期接地において伸展モーメントが小さい．荷重応答期から立脚中期前半にかけて伸展モーメントが急激に大きくなり，同時に外転モーメントも急激に大きくなる．遊脚期にわずかに屈曲モーメントが出るがそれまでは伸展モーメントとなる．

2）膝関節

膝関節における関節モーメントは初期接地，荷重応答期において，伸展モーメントが小さい．立脚中期前半に伸展モーメントが大きくなり，右足尖離地まで徐々に小さくなる．

3）足関節

足関節における関節モーメントは荷重応答期において背屈モーメントは認められない．立脚中期前半以降の立脚期において徐々に減少する．

4 異常メカニズムの考察

① 初期接地と荷重応答期

初期接地において歩幅が狭いため股関節の屈曲角度は小さいが，膝関節が過

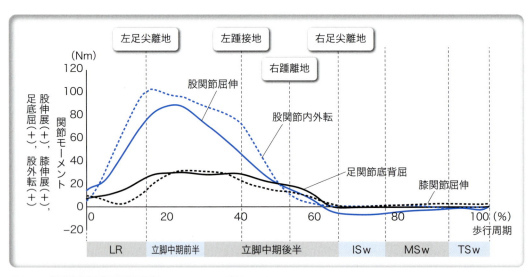

図7● 歩行周期と右下肢の関節モーメント変化

立脚中期前半と立脚中期後半の定義は図6を参照．LR：荷重応答期，ISw：遊脚初期，MSw：遊脚中期，TSw：遊脚終期．

度の屈曲位であるために足関節は底背屈約0°であるにもかかわらず**足底接地**となっている．過度な屈曲を呈する原因として右膝関節の伸展可動域が−15°であることがあげられ，ハムストリングス，腓腹筋，膝窩筋の短縮が考えられる．また，遊脚期からの影響が考えられるが詳細は後述する．

荷重応答期では初期接地で足底接地となるため，**Heel rocker が消失し足関節による衝撃吸収能力が減少する**．

② 立脚期

1) 前額面の分析

立脚中期では前額面上の問題として，左下肢が足尖離地時に急激に右股関節内転位となり，右股関節は外転モーメントが増大している（**トレンデレンブルグ歩行**）．そして，この**右股関節内転によって骨盤の左下制が生じ，左下肢のクリアランスが不十分となることで左下肢の接地が早期に生じている**．この原因として一般的には中殿筋の筋力低下を疑うが，MMTの検査より中殿筋はMMT4レベルであり，左右差もないことから中殿筋筋力低下以外の原因を考える必要がある．他の原因として，片脚立位（図1）や立位での重心移動（図2A）の評価から，膝窩筋短縮によって膝関節内旋となり足尖が内側を向き，それによる支持基底面の狭小化に伴い右側への重心移動が困難となることが考えられる．また，骨盤の左下制を制御するための左内腹斜筋を中心とする体幹左側屈時の筋力がMMT2レベルであることと，骨盤の左挙上運動が可能となる前提条件である体幹左側屈角度が制限されており，右腰方形筋，右内外腹斜筋が短縮していることも原因として考えられる．

2) 矢状面の分析

一方，矢状面では右股関節の伸展が不足している．この原因として右股関節の内転が生じ骨盤左下制することで左下肢の接地が早まることと，可動域の評価より腸腰筋の短縮による右股関節伸展制限によって伸展不足が生じていることが考えられる．このように右股関節の伸展が得られないために右股関節は立脚期において常に伸展モーメントが必要となっている．また，この時期から本来足関節底屈モーメントが出現するが，股関節が伸展しないためにトレイリングポジション[※3]をとることもないため，足関節底屈モーメントは増大しない．足関節底屈のMMTは4レベルであるため，立脚中期以降の足関節底屈モーメントが出力できないことによる影響は小さいと考える．

※3 トレイリングポジション（trailing position）：身体重心が前足部の支持面の直上から大きく離れて前にある状態のことを指す[3]．

③ 踵離地と遊脚期

　その後，右踵離地から遊脚期まで右股関節および右膝関節の屈曲にてクリアランスを保持するが，右踵離地時に右股関節は屈曲位であり，遊脚期にはクリアランスを保つために右膝関節に過度な屈曲を強いる必要がある．そのため遊脚終期における慣性力による膝関節の伸展が得られにくいと考えられる．また同時に右下肢の遊脚期における左側股関節伸展不足から重心が前方へ十分推進しないため，右下肢のストライドが短くなり膝関節が屈曲位で接地を迎えるようになると考える．この原因としては左側股関節の伸展制限をつくる左腸腰筋の短縮があげられる．

5 治療のポイント

　本症例の目標は楽に歩行できるようになることである．具体的には**右立脚中期の右股関節過内転による骨盤の左下制を防ぎ，左下肢のクリアランスを保つ**ことである．

① ストレッチによる可動域制限への介入

　動作分析から，右立脚中期時の右股関節過内転の原因は量的側面として筋力は大きな問題でなく，可動域制限に問題があると考えられる．具体的には右膝窩筋，右腰方形筋，右内外腹斜筋，左右両腸腰筋の短縮が原因としてあげられる．パーキンソン病患者特有の筋緊張である固縮が認められ，これらの筋の粘弾性が得られるようにストレッチを実施する．ストレッチ後背臥位の姿勢において骨盤の左下制が軽減し右膝関節の過内旋も軽減したことで，内外果のアライメントおよび足尖の向きに改善，左下肢の仮性延長の軽減が得られた（図8）．また，立位においても骨盤左下制が軽減した．

　しかし，立位における左右重心移動，片脚立位，歩行における関節角度にはわずかな改善しか得られなかった．加えて，立位における右側重心移動時，右下肢支持での片脚立位時，歩行時右立脚中期においては右股関節の過内転が残存していた．このようにストレッチ（量的側面へのアプローチ）だけで改善が得られる課題とそうでない課題に分かれるということは，その**課題を遂行するにあたって必要な量的側面と質的側面の割合が課題や個人によって異なる**ことが考えられる．

　したがって，量的側面が改善しているにもかかわらず運動のパフォーマンスが改善しない場合，**運動制御である質的側面の改善**が必要になってくる．

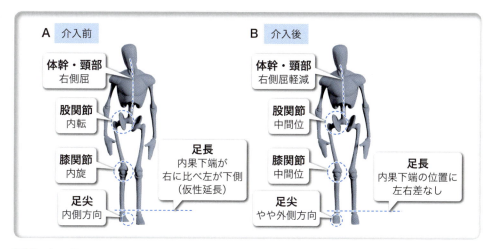

図8 ● 背臥位における介入前後の比較

A) 介入前は体幹・頸部右側屈し右股関節内転, 膝関節内旋し, 足尖は内側を向き, 左下肢の仮性延長がみられる. B) 介入直後・介入1日後においても背臥位におけるアライメントが改善し仮性延長も改善している.

② 運動学習による質的側面への介入

そこで, 質的側面への介入を実施する. ポイントは3章で説明した運動学習理論にもとづいたアプローチである. つまり量的側面で得られた機能をいかに運動制御できるかが重要になる. くり返しになるが, 立位での右側への重心移動では右股関節が過度に内転してしまうため, 過度な内転を防ぐ必要がある.

1) 口頭指示による教示

そこで, まずは口頭指示にて「右足に体重をのせます. このときここ (理学療法士が大転子をふれて) が外側に出ないように」と**教示**を試みた. 加えて, 本症例はMMSE 21点であったが立位にて右側へ重心移動をする際に股関節が過内転しないことが正解であることを模倣にて理解を得た. そして, この動作が楽な歩行を得るために必要であることを説明した. このときの学習段階は認知過程である. このようにどのような動きが正しく, 正しく動けば楽な歩行につながるということを理解していただくことがモチベーションの維持・向上につながる.

2) フィードバック

教示後, 再度立位での右側への重心移動を行ってもらうと右股関節の過内転は改善しなかった. 患者本人にうまくできたか聞くと「うまくできていると思う」という返答であった. このように本人はうまくいっていると思っていても実際うまくできない (内在的フィードバックがエラー情報になっていない) 場合も多く, その際重要になるのは**外在的フィードバック**である. 本症例の場合MMSE 21点であり, 鏡にて視覚情報を与えても何が正解か, 何がエラーかを

判別しているかどうか不明確であったため，**視覚的フィードバック**に加え，理学療法士のハンドリングにて正しい動きを誘導し，**触覚的フィードバック**によるエラーレスラーニングを**反復練習**した（図9）．このときの学習段階は，認知段階から連合段階に値する．これをくり返すことで徐々に運動が定着していき，片脚立位や歩行時右立脚中期においても右股関節の過内転は減少し，運動の**転移性**を認めた．

3）課題難易度の調整

その後，難易度を上げていき，片脚立位や立位による右重心移動時に右股関節が過内転しないことを目標と設定し，7割の成功が認められればハンドオフしていき，7割の成功がない場合は再度ハンドリングの量を増やしていった．また，フィードバックに依存すると学習効果を保持できないため，理学療法士の目視による**帯域幅フィードバック**を用いた．このような介入を継続することで，練習の翌日においても立位での重心移動時における右股関節の過内転は減少し，片脚立位時，歩行時右立脚中期における右股関節の過内転も減少した（**トランスファーデザイン**）（図10）．歩行では，右立脚中期時に股関節の過内転が抑制され，骨盤の左下制が減少したことで，左遊脚中期と左遊脚終期の時間が得られ，足を床に擦ることはなくなった．また，主訴であった左下肢の重だるさはNRS 9から2に改善した．

以上のように，**転移性，教示，フィードバック，反復練習，トランスファーデザイン，課題難易度の調整**によって介入することで，モチベーションを維持しながら運動学習効果が得られる（表1）．

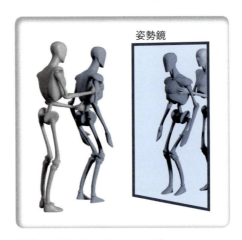

図9●エラーレスラーニング
視覚的フィードバックに加え，理学療法士のハンドリングによって触覚的フィードバックを与え，正しい運動を誤りなく行うことで学習を図るエラーレスラーニングを実施．

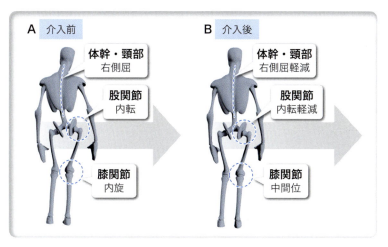

図10● 右側への重心移動におけるトランスファーデザインによる比較
A）介入前は体幹・頸部右側屈し右股関節内転，膝関節内旋している．B）介入直後・介入1日後においても右側へ重心移動した際のアライメントが改善し運動学習効果がみられる．

表1● 運動学習理論にもとづいた本症例における介入方法

転移性	・歩行時右立脚中期の股関節挙動と運動学的に類似した片脚立位や立位を課題にした．
教示	・口頭指示に模倣を視覚情報として与えると有効であった．
フィードバック	・内在的フィードバックがエラー情報になっていなかったため，外在的フィードバック（視覚的フィードバックと触覚的フィードバック）を使用し，エラーレスラーニングを実施． ・帯域幅フィードバックを用いて，フィードバック産出依存性を回避．
反復練習	・学習にはかなりの反復練習が必要であるが可能な限り実施した．
トランスファーデザイン	・介入前，介入直後，介入1日後のパフォーマンスにて運動学習されたか判断し，介入の有効性を評価した．
課題難易度の調整	・片脚立位や立位での重心移動にて，右股関節が過内転しないようにできる割合が7割程度になるようにハンドリングにて介助を実施．徐々にハンドオフへ移行していくことで課題の難易度調整を図った．
運動イメージ	・パーキンソン患者には有効と報告があるが，本症例では理解できず運動イメージは非使用．

③ まとめ

　パーキンソン病患者の運動学習は困難ともいわれているが，本症例のように残存機能を引き出し，くり返し練習することで運動学習が可能な場合も多く，**量的側面と質的側面から運動をとらえることは重要**である．近年，パーキンソン病患者に対して**運動イメージ**を用いたメンタルプラクティスが有効であるという報告もある．本症例にも試みたがイメージの意図が伝わらず実施困難であったため，行わなかった．このように，**患者に合わせた運動学習の方法を設定することが理学療法士の役割の1つである**．

　また，パーキンソン病患者において運動学習をより効率的に進めるためには，薬が効いており，比較的体を動かしやすいときに実施する方がよい．動きやす

表2 ● 本症例の概略

問題点	必要な筋力トレーニング・運動	改善・処方変更の評価基準
・歩行時に左足を擦る ・立位時の右股関節内転，骨盤の左下制 ・歩行周期全体を通して体幹は前傾前屈姿勢であり，股関節および膝関節は屈曲位，両上肢に振戦，歩行速度は遅く，ストライド長も短い ・ハムストリングス，腓腹筋，膝窩筋の短縮 ・右腰方形筋，右内外腹斜筋の短縮	・短縮筋のストレッチ ・正しいフォームをフィードバック（視覚と触覚）しながら歩行練習を反復	・各姿勢でのアライメント（右股関節中間位・仮性延長の改善） ・片脚立位，重心移動時，歩行時右下肢立脚期の右股関節内転軽減 ・即時効果および1日後のパフォーマンス

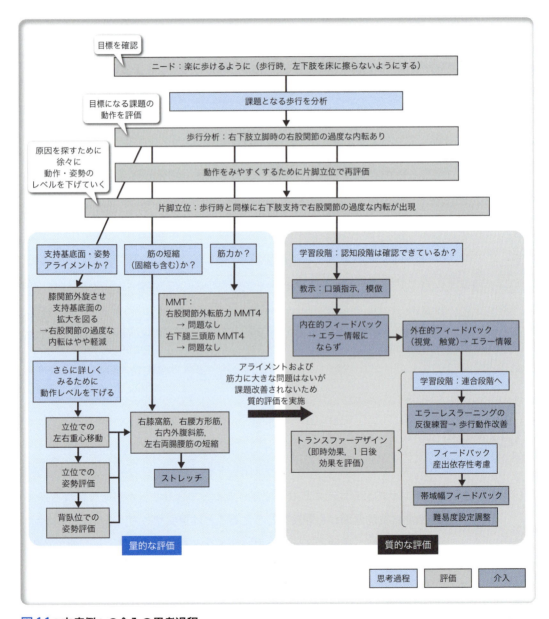

図11 ● 本症例への介入の思考過程

い時間であれば**正しい運動を何度もくり返すことが可能**になる場面が増えると考えられるためである．もちろん薬が切れているときの動作を評価することは重要であるが，運動学習を図るという目的では理学療法の実施時間について考慮する必要がある．

このように量的側面と質的側面から考え進行性疾患であるが楽に歩行できるようになるという目標を達成することができた．楽に歩行できることで歩行距離が増え，日常生活における活動量が少しでも増えればよりよい生活が期待できる．

本症例の概略を表2に，介入の思考過程を図11にまとめた．

引用文献

1)「姿勢・動作・歩行分析」（臨床歩行分析研究会/監，畠中泰彦/編），羊土社，2015
2)「パーキンソン病診療ガイドライン2018」（日本神経学会/監，「パーキンソン病診療ガイドライン」作成委員会/編），医学書院，2018
3)「観察による歩行分析」（Kirsten Götz-Neumann/原著，月城慶一，他/訳），医学書院，2005

索引

数字
10m歩行速度テスト —— 105

欧文

A・C
ankle rocker —— 24
ATP —— 44
CCAS —— 99
Challenge Point Framework —— 139
CKC —— 32
CKCトレーニング —— 67, 68
constant practice —— 134
Constrained action hypothesis —— 130
COP —— 13

D〜F
DOMS —— 77
DeLome —— 48
distributed practice —— 135
EMS —— 65
explicit learning —— 86
external focus —— 130
FBS —— 105
FES —— 65, 163
FG線維 —— 78
FITT —— 40
fMRI —— 104
forefoot rocker —— 24
FTA —— 152
functional task difficulty —— 139

H・I
Hebbの法則 —— 102
Hoehn & Yahr stage —— 166
How system —— 91
IGF-I —— 38
implicit learning —— 86
internal focus —— 130

K〜N
Kemp徴候 —— 146
KP —— 120
KR —— 120
long-term depression —— 102
long-term potentiation —— 102
LTD —— 100, 102, 141
LTP —— 102
Magnetoencephalography —— 104
massed practice —— 135
MEG —— 104
near-infrared spectroscopy —— 104
NIRS —— 104
NMU —— 28
nominal task difficulty —— 139

O・P・R
OKCトレーニング —— 67
optimal challenge point —— 140
over learning —— 135
part practice —— 136
performance —— 84
PNF —— 76
random practice —— 134
RM —— 41

T〜W
task-specific effect —— 134
TES —— 66, 160
toe drag —— 25
TUG —— 105
UPDRS —— 167
variable practice —— 134
What system —— 91, 92
Where system —— 91, 92
whole practice —— 136

和文

あ
アウターマッスル —— 82
足関節戦略 —— 19
アシスト量 —— 138
圧力中心 —— 13
アデノシン三リン酸 —— 44
後効果 —— 28
アライメント —— 13
アンダーマイニング効果 —— 111
椅座位 —— 22
意識性の原則 —— 40
一次運動野 —— 95
一人称的運動イメージ —— 115
インスリン様成長因子I —— 38
インナーマッスル —— 82
ウエイトスタックマシン —— 52
ウォームアップ —— 81
運動課題 —— 108
運動技術 —— 84
運動機能障害 —— 27
運動スキル —— 84
運動制約仮説 —— 130
運動前野 —— 93
運動療法 —— 28
栄養 —— 80
エクササイズ —— 27
エラー情報 —— 117
エラーレスラーニング —— 176
遠心性収縮 —— 31
遠心性トレーニング —— 78
起き上がり —— 20
オックスフォード法 —— 49
音による空間認知系 —— 92
オフライン学習 —— 141

か
加圧トレーニング —— 80
開運動連鎖 —— 67
外在的フィードバック —— 117, 175
階段昇降 —— 25
ガイダンス —— 141
外的焦点 —— 130
介入 —— 14
外発的動機づけ —— 106
解剖学的断面 —— 30
可逆性の原理 —— 39
学習段階 —— 128
下行性制御系回路 —— 90
下肢へのしびれ —— 145
荷重応答期 —— 24
過剰学習 —— 135
課題特異的 —— 134
片麻痺 —— 156
活動張力 —— 31
過負荷の原理 —— 39
渦流抵抗 —— 59

語	頁
感覚記憶	130
感覚障害	156
観察	14
慣性力	50
関節間力	32
関節水腫	151
関節穿刺	151
記憶の定着	134
技能	84
機能的課題難易度	139
機能的磁気共鳴画像法	104
機能的電気刺激	65, 163
記銘	130
求心性収縮	43
休息時間	40, 42
休養	80
教示	112, 175
強制反復法	78
強度	40
筋感覚的運動イメージ	115
筋腱複合体	78
筋持久力増強	44
筋収縮	30
近赤外線分光法	104
筋線維再生説	38
筋張力と収縮速度の関係	33
筋電バイオフィードバック	163
筋の生理学的断面積	30
筋パワー	33
筋パワー増強	46
筋肥大	36
筋力増強	30
クイックリフト	77
空圧・油圧マシン	53
空間視系	91
空間的加重	58
クールダウン	81
屈曲相	22
継続，反復性の原則	40
ケルグレンローレンス分類	152
言語的フィードバック	120
言語の情報処理系	92
顕在学習	86
検索	130
コアトレーニング	82
構音障害	156
恒常練習	134
降段	27
高頻度化	34
骨萎縮	145
骨棘	145
個別性の原則	40
固有受容器神経筋促通手技	76

さ

語	頁
座位姿勢	16
サイズの原理	36
最適努力点	140
サイドランジ	69
再分析	14
サテライト細胞	36
作動記憶	130
酸素運搬能力	45
酸素摂取能力	45
三人称的運動イメージ	115
視覚情報処理系	91
視覚的運動イメージ	115
視覚的フィードバック	176
時間距離因子	146
支持基底面	14
自重トレーニング	66
姿勢戦略	19
姿勢保持	14
質的側面	27
自動化	128
シナプス可塑性	102
シナプス長期増強	102
シナプス長期抑圧	102
重心	13
重錘トレーニング	70
集中練習	135
重力	13
主要問題点	12
昇段	25
小脳	98
触覚的フィードバック	119, 176
神経筋単位	28, 34
神経系の可塑性	101
神経性間欠跛行	145
神経適応	28
振戦	166
深層筋	82
身体内力と外力の釣り合い	14
伸張性収縮	31
伸張性トレーニング	78
伸展相	22

語	頁
水中PNF	63
水中トレーニング	58
スキル	27
スクワット	68
スライディングボード	69
スローリフト	80
静止性収縮	43
成長因子	78
正の転移	127
生理学的断面	30
脊柱管狭窄症	145
漸減抵抗運動	48
漸減的フィードバック	123
潜在学習	86
漸進性の原則	40
漸増抵抗運動	48
全体練習	136
前補足運動野	94
全面性の原則	40
前遊脚期	24
想起	130
装着効果	137
造波抵抗	59
即時効果	28
即時的フィードバック	125

た

語	頁
帯域幅フィードバック	123, 176
代謝環境	78
帯状皮質運動野	95
体性感覚	90
ダイナミカル・システムズ理論	88
大脳基底核	96
立ち上がり	22
脱力感	156
多様練習	134
単関節運動	57
短期記憶	130
短期効果	28
段差	25
短時間等尺運動	47
短縮性収縮	43
遅延フィードバック	124
遅発性筋痛	77
中〜高負荷・短インターバル法	78
中枢性疲労	46
長期記憶	130
長期効果	28

長期抑圧	100, 141
貯蔵	130
治療計画	28
治療効果	137
治療的電気刺激	65, 160
椎間の狭小化	145
強い筋収縮に必要な3要素	34
テストステロン	38
転移	127
転移性	176
電気刺激	65
電磁ブレーキマシン	53
動員	34
同化作用	38
同期化	36
統合	128
動作特異性	28
動作分析	12
同時フィードバック	120
等尺性収縮	43
等速性運動機器	53
等速性収縮	43
等張性収縮	42
特異性の原理	39
特殊感覚	90
徒手抵抗	76
ドパミン	166
トランスファーデザイン	103, 176
トレイリングポジション	173
トレーナビリティ	40
トレーニングの一般原則	39
トレーニングの原理	39
トレンデレンブルグ歩行	173
ドローイン	149

な

内在的フィードバック	117
内的焦点	130
内発的動機づけ	106
難易度調整	141
二重貯蔵モデル	101
乳酸	45
認知	128
寝返り	19
粘性抵抗	58

脳血管障害	156
脳梗塞後遺症	156
脳磁図	104
脳卒中	156

は

パーキンソン病	166
パーストレトラクト	160
背側運動前野	93
背側視覚経路	91
背背側経路	92
バドラガツ法	62
パフォーマンス	84
パフォーマンステスト	105
パフォーマンスの計測	105
バランス	14
バランスボード	69
バリスティックトレーニング	77
ハンドリング	141
パンプアップ	38
反復回数	40, 41
ヒアルロン酸注射	151
膝OA	151
微細筋損傷	38
膝関節痛	151
膝関節の内反変形	151
尾側帯状皮質運動野	95
表層筋	82
ピリオダイゼーション	28
頻度	40
フィードバック	76, 117
フィードバック産出依存性	122
フォワードランジ	68
複合運動	57
腹側運動前野	94
腹側視覚経路	91
符号化	130
プッシュアップ	68
物体視系	91
負の転移	127
部分法	140
部分練習	136
プライオメトリックトレーニング	77
フリーウエイト	70

プリズム効果	135
浮力	60
プロテイン	80
分散性の原理	39
分散練習	135
分析	14
吻側帯状皮質運動野	95
閉運動連鎖	32, 67
変形性膝関節症	151
膀胱直腸障害	145
保持	130
補助	141
補足運動野	94
ホルモン	78

ま

摩擦抵抗	59
マシントレーニング	52
末梢性疲労	46
マッスルメモリー	37
マルチパウンデージ法	80
名目的課題難易度	139
メカニカルストレス	77
メタ可塑性	102
メンタルプラクティス	114

や

遊脚終期	25
遊脚初期	24
床反力	13
床反力作用点	13
要約フィードバック	123

ら

ラクナ梗塞	156
ランダム練習	134
立位姿勢	18
立脚終期	24
両側性転移	128
量的側面	27
ロコモーターユニット	148

わ

ワーキングメモリ	101, 130

編者プロフィール

畠中　泰彦（はたなか　やすひこ）

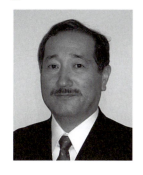

鈴鹿医療科学大学保健衛生学部理学療法学科・教授

1985年，京都大学医療技術短期大学部卒業．2008年，立命館大学大学院理工学研究科を修了，博士号を取得（指導教員：川村貞夫教授）．京都府立医科大学附属病院と吉備国際大学を経て，2003年より鈴鹿医療科学大学保健衛生学部理学療法学科助教授．2006年より准教授，2009年より現職．「運動力学解析手法による運動療法，装具療法，ロボットリハビリテーションの研究開発」を研究テーマとしている．単著として『臨床実習のための歩行分析トレーニングブック』（金原出版），共著として『臨床歩行計測入門』（医歯薬出版），『姿勢・動作・歩行分析』（羊土社）などがある．

理学療法のための
筋力トレーニングと運動学習
動作分析から始める根拠にもとづく運動療法

2018年11月10日　第1刷発行
2022年　4月25日　第2刷発行

編　集	畠中泰彦
発行人	一戸裕子
発行所	株式会社　羊　土　社
	〒101-0052
	東京都千代田区神田小川町2-5-1
	TEL　　03（5282）1211
	FAX　　03（5282）1212
	E-mail　eigyo@yodosha.co.jp
	URL　　www.yodosha.co.jp/
印刷所	株式会社　平河工業社

© YODOSHA CO., LTD. 2018
Printed in Japan

ISBN978-4-7581-0237-7

本書に掲載する著作物の複製権，上映権，譲渡権，公衆送信権（送信可能化権を含む）は（株）羊土社が保有します．
本書を無断で複製する行為（コピー，スキャン，デジタルデータ化など）は，著作権法上での限られた例外（「私的使用のための複製」など）を除き禁じられています．研究活動，診療を含み業務上使用する目的で上記の行為を行うことは大学，病院，企業などにおける内部的な利用であっても，私的使用には該当せず，違法です．また私的使用のためであっても，代行業者等の第三者に依頼して上記の行為を行うことは違法となります．

JCOPY ＜（社）出版者著作権管理機構　委託出版物＞
本書の無断複写は著作権法上での例外を除き禁じられています．複写される場合は，そのつど事前に，（社）出版者著作権管理機構（TEL 03-5244-5088, FAX 03-5244-5089, e-mail：info@jcopy.or.jp）の許諾を得てください．

乱丁，落丁，印刷の不具合はお取り替えいたします．小社までご連絡ください．

羊土社のオススメ書籍

PT・OTビジュアルテキスト
姿勢・動作・歩行分析

臨床歩行分析研究会／監
畠中泰彦／編

「動作分析は難しい」を払拭！症例をもとにしたケーススタディで，観察・分析のプロセスを丁寧に解説．観察の基本から治療プランまでよくわかる．紙面から簡単にアクセスできる正常／異常動作のCG動画付き．

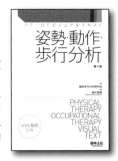

- 定価 5,500円（本体 5,000円＋税10％）
- B5判　230頁　ISBN 978-4-7581-0796-9

痛みの理学療法シリーズ
肩関節痛・頸部痛のリハビリテーション

村木孝行／編
三木貴弘／編集協力

肩関節・頸部の治療で結果を出したいPTは必読！機能解剖・評価に基づく介入方略を示したうえで，治療手技を1ステップずつ丁寧に解説。難渋する症例，長期的治療が必要な症例にも対応できる力が身につく1冊！

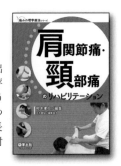

- 定価 5,720円（本体 5,200円＋税10％）
- B5判　296頁　ISBN 978-4-7581-0230-8

リハに役立つ
検査値の読み方・とらえ方

田屋雅信，松田雅弘／編

各検査値の基準値をグラフ化し，異常値の原因・症状が一目でわかるよう工夫しました．リハスタッフが確認すべきこと，リハの中止基準，疾患ごとの検査値を丁寧に解説．case studyもあるので臨床ですぐ活かせる！

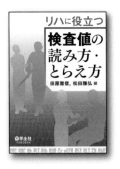

- 定価 3,740円（本体 3,400円＋税10％）
- A5判　272頁　ISBN 978-4-7581-0227-8

メディカルスタッフのための
ひと目で選ぶ統計手法

「目的」と「データの種類」で簡単検索！適した手法が76の事例から見つかる、結果がまとめられる

山田　実／編
浅井　剛，土井剛彦／編集協力

誰もが悩む「統計手法の選択」を解決！76の研究事例を「目的×データの種類」でマトリックス図に整理．適した手法がたちまち見つかる！　その手法を使う理由の他，解析結果の記載例も紹介，学会発表にも役立ちます．

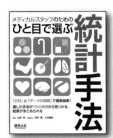

- 定価 3,520円（本体 3,200円＋税10％）
- A4変型判　173頁　ISBN 978-4-7581-0228-5

発行　羊土社 YODOSHA
〒101-0052　東京都千代田区神田小川町2-5-1　TEL 03(5282)1211　FAX 03(5282)1212
E-mail：eigyo@yodosha.co.jp
URL：www.yodosha.co.jp/

ご注文は最寄りの書店，または小社営業部まで